GUIDE PRATIQUE

POUR BIEN EXÉCUTER, BIEN RÉUSSIR ET MENER A BONNE FIN

L'OPÉRATION

DE

LA CATARACTE

PAR EXTRACTION SUPÉRIEURE,

PAR

J. LEPORT,

MÉDECIN-OCULISTE, A ROUEN,

Directeur du service ophthalmique de l'Hôpital Saint-Vincent-de-Paul,
Docteur-Médecin de la Faculté de Paris,
Membre et Lauréat de l'Institut médical de Valence (Espagne),
Membre de la Société des Sciences médicales de Lisbonne (Portugal),
de la Société médicale de Neuchâtel (Suisse),
de la Société des Sciences et Arts de l'Eure, etc.

PRIX : 3 FRANCS.

PARIS

GERMER BAILLIÈRE, LIBRAIRE-ÉDITEUR,

RUE DE L'ÉCOLE DE MÉDECINE, 17.

LONDRES.	MADRID.
H. BAILLIÈRE, 219, REGENT-STREET.	CH. BAILLY-BAILLIÈRE.
SAINT-PÉTERSBOURG.	NEW-YORK.
ISSAKOFF. WOLFF.	CH. ET H. BAILLIÈRE FRÈRES.

ROUEN

LIBRAIRIE NOUVELLE, RUE DES CARMES, 41.

1860.

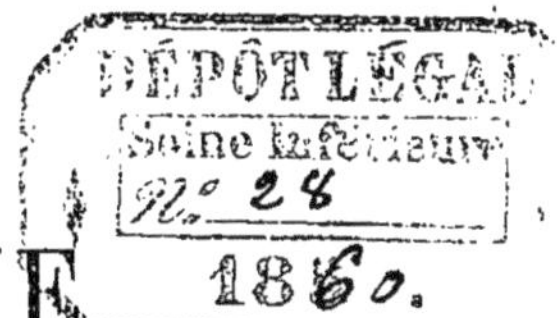

GUIDE PRATIQUE

POUR BIEN EXÉCUTER, BIEN RÉUSSIR ET MENER A BONNE FIN

L'OPÉRATION

DE

LA CATARACTE

PAR EXTRACTION SUPÉRIEURE,

PAR

J. LEPORT,

MÉDECIN-OCULISTE, A ROUEN,

Directeur du service ophthalmique de l'Hôpital Saint-Vincent-de-Paul,
Docteur-Médecin de la Faculté de Paris,
Membre et Lauréat de l'Institut médical de Valence (Espagne),
Membre de la Société des Sciences médicales de Lisbonne (Portugal),
de la Société médicale de Neuchâtel (Suisse),
de la Société des Sciences et Arts de l'Eure, etc.

PRIX : 3 FRANCS.

PARIS

GERMER BAILLIÈRE, LIBRAIRE-ÉDITEUR,
RUE DE L'ÉCOLE DE MÉDECINE, 17.

LONDRES.
H. BAILLIÈRE, 219, REGENT-STREET.

MADRID.
CH. BAILLY-BAILLIÈRE.

SAINT-PÉTERSBOURG.
ISSAKOFF, WOLFF.

NEW-YORK.
CH. ET H. BAILLIÈRE FRÈRES.

ROUEN

LIBRAIRIE NOUVELLE, RUE DES CARMES, 41.

1860.

OPÉRATION DE LA CATARACTE.

CHAPITRE Ier.

Rien qu'à l'aperçu du titre de cet opuscule, on me trouvera peut-être bien hardi de vouloir m'ériger en maître dans une opération qui est si bien décrite dans plusieurs ouvrages d'ophthalmologie moderne. Aussi une grande partie de ce que je dirai aura été déjà dit ailleurs. Néanmoins j'y ajouterai des remarques provenant de ma pratique particulière, lesquelles tendront à faciliter l'exécution de cette opération, qui passe, à juste titre, pour une des plus délicates et des plus difficiles, et qu'un grand nombre de chirurgiens célèbres et habiles, sous tous autres rapports, n'ont jamais osé entreprendre. J'entrerai dans les détails les plus minutieux sur le manuel opératoire, les pansements et les soins consécutifs; je ne craindrai pas les redites, m'occupant peu des qualités du style, hors celle de la clarté.

Le but que je me propose est surtout humanitaire; c'est-à-dire qu'en préconisant l'opération de la cataracte par extraction supérieure, je veux arracher aux désastreuses conséquences de l'opération par abaissement les trop nombreuses victimes qu'on y sacrifie encore tous les jours : 1° par entêtement, 2° par faux renseignements, 3° par maladresse, 4° par pansement défectueux, 5° par gloriole, 6° par jalousie.

1° *Entêtement.* Chirurgiens qui, ayant toujours fait l'abaissement à une époque où les procédés d'extraction n'étaient pas perfectionnés comme à présent, ne veulent point changer leur méthode pour adopter celle de chirurgiens plus jeunes qu'eux.

2° *Faux renseignements.* Chirurgiens, hommes de leurs œuvres, devenus opérateurs par leur propre pratique, n'ayant jamais suivi la pratique d'extracteurs et d'abaisseurs renommés, n'ayant pu faire, par conséquent, de comparaisons de statistique *de visu*. Ils ont compulsé les livres, brochures et journaux, avant d'adopter une méthode, et se sont livrés exclusivement à l'abaissement dont les prôneurs étaient en majorité. C'est à cette catégorie que j'ai appartenu longtemps. En effet, ayant commencé les opérations oculaires très jeune (à vingt-trois ans), alors que je faisais en même temps de la médecine générale, j'adoptai nécessairement (surtout n'ayant pas de maître) la méthode la plus facile, l'abaissement. Quelques années plus tard (environ sept ans), j'abandonnai complétement la médecine encyclopédique, pour me livrer exclusivement à la médecine oculaire. N'ayant pour guide que ma pratique et la lecture, je brûlais néanmoins de l'envie de risquer une extraction ; mais certains livres m'en faisant un épouvantail, je reculais de jour en jour et d'année en année; et pendant dix ans, je ne fis que des abaissements en grand nombre. Cependant le progrès marchait; de nouveaux champions de l'extraction entraient dans l'arène, annonçant des succès merveilleux. Mais leurs détracteurs les accusaient de mauvaise foi et de citer les guérisons en cachant les insuccès. Quelle perplexité! Finalement je décidai que je ne pourrais être fixé sur les avantages et les désavantages des deux méthodes qu'en abordant l'extraction. Je commençai par l'extraction inférieure, et je fus étonné moi-même du peu de difficulté que je rencontrai et des succès que j'obtins. Les douze ou quinze premiers malades que j'opérai recouvrèrent tous la vue, le plus grand nombre des deux yeux, quelques-uns d'un seul œil. Il est bon d'ajouter que, depuis douze ans, j'étais habitué aux autres opérations oculaires : abaissement, pupille artificielle, extraction scléroticale secondaire, etc., etc. Dès-lors, mon opinion fut arrêtée, et j'abandonnai complétement l'abaissement (sauf de rares exceptions), qui, malgré la grande habitude que j'avais de le pratiquer, ne me donnait qu'à peine moitié de succès. En résumé, personne n'est plus apte que moi à juger de l'avantage du couteau sur l'aiguille, puisque, pendant plus de dix ans, je me suis servi exclusivement de l'aiguille, et que, depuis environ dix ans, je me sers presque exclusivement du couteau.

3° *Maladresse.* Chirurgiens ayant les doigts trop gros, un coup-d'œil faux, manquant d'assurance et de présence d'esprit dans les cas difficiles et les événements imprévus. Ils ont manqué leurs premières opérations d'extraction et sont retournés à l'aiguille.

4° *Pansement défectueux.* Chirurgiens très habiles, ayant parfaitement exécuté leurs premières opérations d'extraction, mais ayant employé une mauvaise méthode de pansement : charpie, coton, compresse, etc. Leurs nombreux insuccès les ont fait retourner à l'aiguille. Je puis ranger dans cette catégorie un opérateur ambulant, mort depuis peu, et dont la grande habileté n'était contestée par personne : le docteur *Lusardi.* Cet oculiste, célèbre par sa dextérité et l'immense quantité de personnes qu'il opéra de la cataracte (16,000) dans ses voyages en France et à l'étranger, fut pris lui-même, à un âge très avancé (quatre-vingts ans), d'un affaiblissement notable de la vue. Il consulta à Paris plusieurs confrères, et un seul parmi eux lui trouva un commencement de cataracte. Je ne nomme personne ; mais tous ceux qu'il consulta étaient des oculistes distingués (et le vieux praticien savait à qui s'adresser). L'ophthalmoscope n'était pas encore connu, et celui des oculistes de Paris qui diagnostiqua des cataractes était le plus jeune et avait probablement une vue plus *perçante* que ses collègues. Son talent, sa réputation déjà grande étaient appréciés par Lusardi. Néanmoins il voulut avoir plusieurs avis et vint me voir à Rouen. Je dilatai les pupilles de Lusardi à l'aide de l'atropine, et je trouvai immédiatement des cataractes corticales postérieures commençantes, constituées par deux ou trois opacités profondes, concaves, d'un jaune doré un peu foncé, en forme de bandelettes, se terminant en pointe. Le doute n'était plus permis (1), et le docteur Lusardi en prit son parti,

(1) Il est bon de noter qu'ayant une puissance très grande d'accommodation dans les yeux, j'ai utilisé ce don de la nature à étudier plus spécialement les affections des milieux transparents oculaires, notamment du cristallin. Avant la découverte de l'ophthalmoscope, j'ai souvent constaté des commencements de cataracte chez des personnes qui étaient traitées pour des commencements d'amaurose par des oculistes de Paris les plus renommés. Bon nombre de ces personnes ont été depuis opérées par moi de leurs cataractes. Ainsi, je constate encore à l'œil nu presque tous les décolle-

pensant bien, disait-il (et il avait raison), mourir avant la maturité de ces cataractes. Il voyait encore assez à cette époque pour opérer avec précision. Lusardi resta plusieurs jours à Rouen, assistant à mon dispensaire. Je lui fis examiner un certain nombre de malades que j'avais opérés avec succès par extraction, et c'est alors qu'il me dit (ce sont ses propres expressions) : « *Ayant voulu me livrer à l'extraction pour comparer avec ma méthode d'abaissement, j'ai crevé des yeux en assez grand nombre pour en emplir un chapeau. Je suis donc revenu à ma méthode favorite, l'abaissement.* » Je questionnai Lusardi sur sa méthode de pansement après l'extraction, et je lui fis comprendre que ses insuccès dépendaient de là, et non de l'opération en elle-même.

5° *Gloriole.* Médecins encyclopédistes et de petites localités, pensant augmenter leur réputation en opérant une cataracte, et adoptant, bien entendu, l'abaissement, comme la méthode la plus facile. Mais le résultat est loin de satisfaire leurs espérances. En effet, ils échouent le plus souvent, et le public les blâme d'avoir tenté une opération que lui, public, sait mieux réussir dans les mains d'un oculiste. S'ils réussissent, ils ne passent pas pour avoir fait une opération difficile. Bien mieux, les gens du pays, ignorants, il est vrai, mais nombreux, contestent même les cataractes opérées ; car ils ne peuvent les voir, tandis que s'ils ont assisté à une extraction, ils ont vu les cataractes sortir des yeux, ou, s'ils n'y ont point assisté, l'opéré ou ses parents leur ont fait voir, conservées dans une fiole d'esprit-de-vin, les *petites pierres lenticulaires* retirées de leurs yeux par le chirurgien extracteur.

6° *Jalousie.* Certains chirurgiens des hôpitaux qui ne veulent ou ne peuvent opérer par extraction, par une ou plusieurs des raisons ci-dessus, mais qui préfèrent

---

ments de la rétine. Dernièrement encore, en présence de mon confrère et ami Vauquelin, oculiste à Paris, je pouvais voir l'heure à une horloge publique très éloignée : 1° avec mes yeux, 2° avec verres biconcaves n° 12, 3° avec verres biconvexes n° 36. Je lisais facilement le caractère n° 5 Didot indifféremment avec verres biconvexes et biconcaves n° 12. Je constatai à l'œil nu aussi, en sa présence, sur l'œil d'une dame qui me consultait, un décollement de la rétine, ce qui fut vérifié par l'ophthalmoscope.

pratiquer l'abaissement pour diminuer d'autant la statistique d'un spécialiste ou d'un autre chirurgien se livrant à l'extraction. C'est un faux point d'honneur, et je suis persuadé que la renommée de certains chirurgiens habiles à opérer les cancers, ligatures, hernies, la pierre, etc., etc., ne serait nullement ternie s'ils abandonnaient à d'autres les opérations oculaires. C'est à cette sixième catégorie qu'appartenait le célèbre Dupuytren. Jamais il n'osa affronter les dangers de l'extraction devant ses nombreux élèves, et il préféra abaisser les cataractes, avec plus des deux tiers d'insuccès, plutôt que de les envoyer à son confrère et collègue Roux, qui opérait par extraction avec une rare habileté et avec plus des deux tiers de succès (1).

Avant de commencer la description du manuel opératoire de l'extraction supérieure et de ses suites, quelques-uns se demanderont pourquoi je n'établis pas un parallèle entre les deux méthodes *abaissement* (2) et *extraction*, pour faire ressortir l'avantage de cette dernière. C'est que je préfère établir ce parallèle à la fin de cette brochure, parce qu'alors le lecteur, ayant étudié toutes les phases et toutes les circonstances de l'extraction supérieure, sera beaucoup plus apte à en saisir les avantages.

CHAP. II. — EXTRACTION SUPÉRIEURE.

Je pratique le plus ordinairement l'opération sur les deux yeux dans la même séance, et quoique j'aie déjà dit ailleurs (3) les raisons qui me font adopter cette conduite, je crois utile d'y revenir encore ici.

---

(1) Si Roux, qui opérait par extraction inférieure, n'avait pas eu un détestable pansement, il eût réussi, avec son admirable adresse, les neuf dixièmes de ses opérations. Mais que dire de son vésicatoire à la nuque et de sa simple compresse sur l'œil non soumis à l'occlusion? Que d'insuccès il aurait eus s'il eût fait l'extraction supérieure avec le même pansement! combien de paupières supérieures auraient renversé le lambeau!

(2) Je comprends, sous le titre d'*abaissement*, l'opération qui consiste à introduire une aiguille à cataracte par la sclérotique ou la cornée, pour abaisser le cristallin quand il est dur, ou pour le diviser ou le broyer quand il est mou.

(3) *De la Cataracte*, par J. Leport, mémoire couronné par l'Institut de Valence (Espagne), 1851. Prix, 1 fr. 50 c., chez Germer Baillière, rue de l'Ecole-de-Médecine, 17, Paris.

1° Quand un œil est cataracté et l'autre parfaitement sain, je ne consens jamais à l'opération, sous quelque prétexte que ce soit. En effet, si on opère avec succès, la vision des deux yeux ensuite n'en est pas meilleure. Le champ visuel est plus large, il est vrai, mais la netteté de la vue n'a rien gagné. Souvent même il arrive qu'elle a beaucoup perdu, ce qui s'explique par la différence réfractive des deux yeux ; de sorte que l'opéré, après le succès, voit beaucoup moins distinctement qu'avant l'opération, et qu'il regrette de s'y être soumis. Heureusement cependant que, dans cette circonstance, le cerveau s'habitue peu à peu à faire abstraction de l'impression rétinienne de l'œil opéré, et qu'après une ou deux années l'œil non opéré sert seul à la vision comme autrefois.

Si, au contraire, l'opération est suivie d'insuccès, de fonte purulente et d'atrophie, quels regrets pour l'opéré et pour l'opérateur ! Il ne reste plus qu'à cacher la difformité par un œil de verre.

2° Quand un œil est cataracté et que l'autre s'entreprend, je conseille toujours au malade d'attendre la maturité du second œil pour se faire opérer les deux yeux en même temps. Je ne fais d'exceptions que si la perspective d'être aveugle quelques mois influe sur la santé du malade, qui veut à toute force être opéré de l'œil mûr. Je fais encore exception, si la cataracte non mûre arrive à un état voisin de la maturité qu'elle ne dépasse point, laissant le malade dans un *statu quo* intermédiaire à la vue et à la cécité. Dans ce cas, quand je me suis assuré que la cataracte ne fait aucun progrès pendant six mois, un an, deux ans même, je me décide à opérer l'œil mûr le premier. Enfin, on pourrait encore faire exception dans le cas de cataractes mûres, mais dures et petites, et qui permettent, surtout en dilatant la pupille, un certain degré de vision périphérique. Certains malades dans ces conditions redoutent l'opération, dans la crainte que, si elle est suivie d'insuccès, elle ne leur fasse perdre le peu de vision qui leur reste. Dans ce cas, on pourrait opérer l'œil où la vue est la plus faible, et opérer le second quand on aurait réussi le premier. Au contraire, si malheureusement il y avait insuccès, ce serait au malade lui-même de décider pour ou contre une seconde opération. Je dirai que cette circonstance s'est présentée très rarement dans ma pratique. D'abord les cataractes complétement dures, petites, et permettant un certain degré de vision périphérique, sont assez rares. Sur le petit nombre que j'ai opérés d'un œil, j'ai toujours réussi au premier œil, de sorte que j'ignore ce qu aurait pensé le malade au second œil, si le premier eût été perdu (1). Mais voici ce qui arrive le plus souvent : de ces malades, les uns sont forts de caractère, ennuyés de leur quasi-cécité, pleins de confiance dans l'opération ; ils se font opérer les deux yeux en même temps ; les autres sont pusillanimes, se contentent de leur quasi-cécité, redoutent l'opération et restent dans cet état toute leur vie, se contentant de dilater la pupille pour augmenter un peu leur faible vue.

La surdité est encore une circonstance exceptionnelle qui nécessite l'opération sur un seul œil quand l'autre est entrepris. En effet, la position où se trouve un sourd qui devient aveugle est si fâcheuse, si terrible, qu'il faut tout faire pour éviter cette catastrophe. J'ajouterai qu'il est très difficile de bien opérer par extraction un sourd aveugle des deux yeux, puisque, pendant l'opération, l'oculiste ne peut lui communiquer sa pensée, lui faire prendre les positions convenables et l'empêcher d'exécuter des mouvements pernicieux pour l'opération. Si le sourd n'est que borgne, on peut d'avance lui écrire ou lui faire comprendre par des signes ce qu'il s'agira de faire et de supporter.

Ce que je viens de dire s'applique à la surdité complète ou très prononcée. Quand elle est faible ou modérée, c'est-à-dire que le malade peut entendre en parlant très haut, je me conduis comme s'il n'était pas sourd.

Ainsi donc, sauf les exceptions ci-dessus, j'opère toujours les deux yeux dans la même séance (2), et voici les avantages qui découlent de cette manière de faire :

Quand on opère les deux yeux en même temps, on a

---

(1) Quand une cataracte est dure, il est extrêmement rare que l'extraction ne réussisse pas ; car si l'opération est bien faite, il ne reste aucuns débris de la cataracte.

(2) Il est superflu d'ajouter que je n'opère qu'un seul œil quand l'autre est perdu par une affection incurable quelconque, ou que la cataracte commençante dont il est atteint est accompagnée d'une amaurose plus ou moins prononcée, que les traitements n'ont pu améliorer.

des chances nombreuses de réussir sur les deux. Quelquefois, il est vrai, on ne réussit que d'un côté ; mais le malade qui était aveugle se trouve très heureux d'être borgne. L'opération étant faite dans de bonnes conditions, il n'arrive pas à peine une fois sur vingt d'échouer sur les deux yeux à la fois. Loin d'admettre que l'opération sur les deux yeux soit une cause d'inflammation plus forte, j'ai toujours remarqué, au contraire, que lorsqu'il y avait insuccès sur un œil par une vive inflammation, l'autre œil ne s'en trouvait que dégagé plus rapidement ; l'œil malade, dans ce cas, joue le rôle d'un diverticulum. Il est bon aussi de compter pour quelque chose le traitement consécutif, qui est assez long, et qui serait doublement plus long si on opérait les deux yeux séparément (le second après la guérison du premier).

Quand on opère un œil seulement, on a moitié moins de chance de rendre la vue ; et si on échoue, quand viendra l'opération du dernier œil, le malade sera dans une inquiétude fâcheuse, perdra le sommeil, et enfin aura l'esprit assailli de mauvais pressentiments. Le moral agira sur le physique, et il pourra en résulter une agitation générale, finalement de la fièvre, et une inflammation oculaire plus ou moins grave (1).

Si l'opération du premier œil réussit, il est très rare que le malade consente à se faire opérer le second. Il se trouve bien comme cela, redoute les ennuis d'un traitement consécutif ; et vous, opérateur, avez le désagrément de n'avoir rendu que la moitié de la lumière, quand vous auriez pu la rendre tout entière.

---

(1) Les malades qui consultent un oculiste qui leur conseille d'attendre la maturité des deux cataractes pour les faire opérer en même temps, doivent bien se pénétrer de la conviction et de la probité de ce dernier, puisqu'en les opérant immédiatement d'un œil, il toucherait assurément des honoraires qui peuvent lui échapper par la mort du malade lui-même, arrivée avant la maturité de la dernière cataracte. Je suis persuadé que pour mon compte je n'opère pas le dixième des personnes qui me consultent pour une cataracte complète d'un œil, l'autre étant sain ou seulement nouvellement entrepris. En effet, la plupart sont des gens d'un certain âge ; ceux qui ont encore un œil sain peuvent aller ainsi toute leur vie. Ceux qui n'ont qu'un commencement meurent souvent avant la maturité de leur cataracte. J'ajouterai que quelques-uns s'en vont trouver un autre opérateur qui n'a pas la même conviction et qui consent à n'opérer qu'un œil.

CHAP. III. — CONTRE-INDICATIONS A L'OPÉRATION PAR EXTRACTION SUPÉRIEURE.

A. Albugo ou leucoma supérieur au-delà de la pupille.

Je préférerais l'extraction inférieure, parce qu'après la supérieure, s'il y avait lésion de l'iris ou hernie de cette membrane, la pupille se trouverait déplacée et entraînée en haut.

B. Albugo ou leucoma supérieur couvrant une partie ou la totalité de la pupille.

Je ferais encore l'extraction inférieure, en faisant une perte de substance dans l'iris, de manière à agrandir la pupille par en bas (1).

C. Synéchies postérieures plus ou moins nombreuses.

Il faut encore faire l'extraction inférieure, à cause de la difficulté de rompre les adhérences et d'amener le cristallin par la section supérieure (2).

D. Tumeurs lacrymales.

J'ai fait, il y a quelques années, une double opération par extraction supérieure, sur un homme atteint de tumeurs lacrymales. Les deux yeux furent perdus par infiltration purulente du lambeau et finalement atrophiés. Quoiqu'un seul cas (3) ne puisse servir de règle, j'ai lieu de penser que la matière des tumeurs lacrymales, refluant dans les yeux, entre dans les chambres antérieures et détermine les accidents ci-dessus. Peut-être par la section inférieure le malheur ne serait pas arrivé. La déclivité de l'incision et l'humeur aqueuse

(1) Le nommé Tribouillard, opéré par moi à l'hôpital Saint-Vincent, nous offre un exemple de cette particularité. Cet homme, âgé de soixante-seize ans, était atteint de deux cataractes lenticulaires; en outre, le centre de la cornée gauche portait un albugo depuis l'enfance du malade, laquelle infirmité l'avait exempté du service militaire sous le premier Empire. J'opérai l'œil droit par extraction supérieure l'œil gauche par extraction inférieure et iridectomie inférieure. La vue est très bonne des deux côtés.

(2) Voir, chapitre 12, l'observation Richomme.

(3) Un deuxième événement tout semblable, arrivé cette année, ne paraît pas me laisser de doute à cet égard; aussi je suis bien décidé à ne plus opérer par en haut quand il y aura tumeur lacrymale.

sortant de l'œil jusqu'à la réunion de la plaie se seraient probablement opposées à l'entrée de la matière lacrymale dans l'œil. Quand les tumeurs lacrymales sont assez graves pour être opérées, on commence par là, et on attend leur guérison pour attaquer les cataractes.

E. Ptosis.

Il faut faire l'extraction inférieure avec perte de substance de l'iris, afin que la pupille se trouve la plus inférieure possible.

F. Simple synéchie antérieure sans opacité marquée, ou avec opacité légère de la cornée.

On fera l'extraction inférieure. Je reviendrai plus loin sur cette complication. (Voir chapitre 12.)

CHAP. IV. — CONTRE-INDICATIONS COMMUNES A L'EXTRACTION SUPÉRIEURE ET INFÉRIEURE.

A. Entropions, trichiasis, granulations, pannus, etc.

Toutes ces affections doivent être traitées et guéries avant de faire l'opération.

B. Synchisis, iridodonésis.

Contre-indication formelle : faire l'abaissement, le broiement par la sclérotique ou la cornée, suivant les circonstances d'âge, d'espèce de cataracte, etc...

C. Tic ou spasme considérable et incurable de l'orbiculaire. — Nystagmus.

Heureusement cette complication est rare chez les gens âgés. Le nystagmus accompagne assez souvent la cataracte congéniale ; mais comme celle-ci s'opère toujours à l'aiguille, ce n'est pas un inconvénient : il est toujours facile de fixer l'œil pendant l'opération.

D. Yeux très saillants.

Assurément, dès que les paupières recouvriraient l'œil, elles le comprimeraient de manière à le vider plus ou moins complétement. Je dis *assurément*, quoique je n'aie jamais pratiqué une extraction dans ces conditions ; cependant j'ai la conviction qu'il en serait ainsi. On a recours alors à l'aiguille ou à l'extraction linéaire, si la cataracte était assez molle (1).

E. Absence traumatique ou congéniale de l'iris.

(Voir page 30 de ma brochure 1852 *De la Cataracte*. Observation troisième de l'absorption traumatique de l'iris : Mme Gosselin.) Cédant aux instances de cette dame, j'ai opéré son œil droit, il y a quelques années, par abaissement. Le cristallin abaissé en masse est remonté au-dessus de l'équateur de la cornée, et la vision était peu assurée, de sorte que Mme Gosselin me tourmentait sans cesse pour l'extraction du cristallin. Je n'ai pas consenti, et avec raison ; car peu à peu la résorption du cristallin s'est opérée en quelques années, et actuellement c'est cet œil qui est le meilleur. Cette dame est un exemple magnifique de ce que peut faire la nature pour réparer, ou du moins amoindrir, certaines défectuosités morbides. Ainsi, l'absence complète des iris faisait voir une énorme pupille qui donnait à Mme Gosselin un aspect oculaire singulier. En outre, il y avait un éblouissement très prononcé ; mais peu à peu la circonférence des cornées de-

---

(1) Néanmoins, M. Desmares a institué, pour les yeux saillants, une méthode qu'il appelle extraction sous-conjonctivale, et qui consiste à prolonger le lambeau supérieur jusque derrière la conjonctive que le couteau continue à inciser, sans toutefois terminer la section, de manière que le lambeau cornéen ne fait qu'un avec cette languette de la conjonctive qui le soutient, tout en lui permettant de s'écarter assez pour donner passage au cristallin. Je ne puis juger cette méthode, ne l'ayant pas mise en pratique ; mais puisque le lambeau peut s'écarter assez pour laisser passer les cataractes, n'est-il pas à craindre aussi qu'il laisse passer le corps vitré ? J'éprouve une certaine hésitation à entreprendre ce genre d'opération, du reste toute nouvelle. Néanmoins, à cause de la fréquence des insuccès des opérations à l'aiguille chez les gens âgés, s'il se présentait un malade à yeux très saillants et à opérer des deux yeux, fort de l'expérience de M. Desmares, je pourrais toujours tenter cette opération sur le premier œil, sauf à opérer le second par un autre procédé en cas de sortie du corps vitré, seul accident à redouter : car, admettons que la bride conjonctivale empêche la sortie entière du cristallin et même l'empêche complètement, l'opération sera toujours convertie en opération par broiement ou division (*a*).

(*a*) Depuis que ceci est écrit, le hasard (voir chapitre 13) me fit faire une extraction sous-conjonctivale sans le vouloir. Cet événement m'a conduit à faire quelques extractions sous-conjonctivales sur des yeux saillants. Je n'ai point perdu d'humeur vitrée ; j'ai eu du succès, mais aussi quelques revers. Je donnerai à la fin de cette brochure la description de cette opération. (Voir chapitre 15.)

vint opaque, en laissant le centre transparent, à peu près large comme une pupille normale, et la vue se maintient assez bonne pour lire et coudre; et pourtant Mme Gosselin a une spintéropie très marquée, visible à l'œil nu; et à l'ophthalmoscope, l'humeur vitrée est remplie d'une myriade de paillettes brillantes.

Ainsi, voici des yeux qui n'ont ni cristallin, ni iris, qui sont atteints de nystagmus et de spintéropie; et ces yeux voient!!!

F. Enfance.

L'extraction ne doit jamais être pratiquée chez les enfants, à cause de leur indocilité et de la contraction de leurs paupières, qui amènerait presque toujours la sortie de l'humeur vitrée. J'en ai opéré de douze à quinze ans, quand j'étais sûr de leur fermeté. Au reste, l'opération à l'aiguille et l'extraction linéaire réussistent très bien chez les enfants.

G. Cataractes congéniales.

Même chez les cataractés de naissance, quoique d'un âge mûr, l'abaissement réussit bien, parce que le cristallin est toujours réduit à un très petit volume.

H. Surdité.

Je n'ai jamais opéré de la cataracte des personnes complétement sourdes, mais j'en ai opéré atteintes de surdité très prononcée, et j'ai éprouvé beaucoup de difficultés, parce que les malades n'entendant pas, ou entendant mal mes paroles, n'exécutaient pas les mouvements oculaires que je leur ordonnais, ou en exécutaient d'autres nuisibles à la manœuvre opératoire. Quoique je n'aie jamais échoué complétement, néanmoins je n'ai eu que des demi-succès permettant aux opérés de se conduire seuls et de vaquer à des occupations grossières. Les accidents survenaient après l'opération, et étaient constitués le plus souvent par des hernies de l'iris, des suppurations de la plaie, résultat de pression sur les yeux ou de contractions violentes des paupières. Voici les règles que la prudence me ferait un devoir de suivre dans les nuances diverses de surdité accompagnant la cataracte :

1° Si la surdité n'est pas telle qu'on ne puisse entendre une conversation à haute voix, je ne tiens pas compte de cette infirmité et j'opère comme si elle n'existait pas.

2° Si la surdité était complète ou à peu près, de manière qu'on ne pût se faire entendre que par des cris, et que le malade me fût amené pour la première fois avec les deux yeux cataractés, je ne pourrais alors me décider à faire l'extraction et j'aurais recours à l'abaissement.

3° Avec une surdité comme le n° 2, si le malade n'était cataracté que d'un œil, le second œil peu avancé et permettant même une certaine vue, je crois que l'on pourrait encore faire l'extraction, surtout si le malade, pouvant lire ou comprendre par signes, était assez intelligent pour bien saisir toutes les recommandations qui lui seraient faites sur son maintien pendant et après l'opération (1). Cette circonstance est encore une exception à l'opération des deux yeux à la fois. Il est évident qu'on ne peut conseiller à un malade de ce genre d'attendre qu'il soit aveugle pour être opéré. Est-il, en effet, une position plus pénible qu'un homme complétement sourd et aveugle ? Mais si le malade ne voit pas assez du second œil, ou n'est pas assez intelligent, il faut se résoudre à opérer par l'aiguille.

4° La surdi-mutité avec cataracte doit être un cas très rare. J'ai été consulté, il y a trois ans, par un teneur de livres âgé de quarante ans, sourd-muet de naissance et atteint d'un commencement de cataractes. Il est très intelligent, et je crois qu'on pourra opérer par extraction l'œil qui arrivera le premier à maturité, pourvu que l'autre jouisse d'une vue assez précise pour que l'opéré puisse comprendre les signes.

5° Si un sourd m'était amené avec deux cataractes incomplètes au même degré et faisant des progrès identiques, il faudrait bien se résoudre à le laisser devenir aveugle pour opérer ensuite les deux yeux à l'aiguille.

6° Enfin, si j'avais affaire à un enfant atteint de surdi-mutité et de cataractes congéniales, je l'opérerais à l'aiguille (sans sa permission, mais, bien entendu, avec l'assentiment des parents).

Finalement, il est très important d'examiner avec attention l'appareil auditif des sourds de ces catégories, et

(1) Il y aurait toujours là un inconvénient qui pourrait nuire plus ou moins à l'heureux résultat de l'opération : c'est que l'on serait obligé de ne panser que l'œil opéré (voir chapitre 18) et de laisser libre l'œil non opéré, puisque le malade n'aurait pas d'autre moyen de communication.

de s'assurer de leur curabilité ou de leur incurabilité. Il vaut mieux tenter un traitement qui peut être inutile que de négliger d'employer des moyens qui peuvent réussir, rarement il est vrai, mais quelquefois heureusement. Il m'est arrivé plus d'une fois de rendre l'ouïe à des sourds qui venaient me consulter pour des cataractes, amauroses, ou autres affections des yeux, et qui, habitués à leur état de surdité qu'ils croyaient incurable, ne demandaient même pas que je visitasse leurs oreilles.

I. Affections du cœur et des voies respiratoires.

Si le malade est atteint d'une affection curable ou seulement améliorable, on attend la guérison ou l'amélioration pour pratiquer l'opération. Mais si le malade est atteint de suffocation, dyspnée, quintes convulsives, permanentes et incurables, il faudrait d'abord avoir égard à l'âge du malade et à l'espèce de cataracte. Jusqu'à quarante-cinq et cinquante ans et avec des cataractes plus ou moins molles, on pourrait employer l'aiguille. Passé cinquante ans, il faudrait faire l'extraction. L'âge que je donne ici n'est qu approximatif, et c'est à l'opérateur à juger avec discernement; car tel individu bien conservé est plus jeune avec ses cinquante-cinq à soixante ans que tel autre usé avec ses quarante-cinq à cinquante ans (1).

J. Épilepsie, hystérie.

Si les attaques ne se succèdent qu'à plus de quinze jours, il faut opérer par extraction et faire l'opération le lendemain d'une attaque. Mais si les attaques se succèdent à moins de douze jours, il faut renoncer positivement à l'extraction et recourir à l'aiguille. On comprend que

(1) J'ai fait quelques opérations chez des malades atteints de bronchite chronique (catarrhe), mais je n'en ai pas encore opéré avec les mauvaises conditions que je viens d'énoncer. J'ai été dernièrement consulté par un propriétaire, M. Amory, soixante-quinze ans, à Bérengeville-la-Campagne (Eure), pour des cataractes dures. Ce monsieur est affecté d'un asthme avec toux, qui l'oblige de fumer du stramonium une partie de la nuit et de se tenir sur son séant. Après avoir pesé les mauvaises chances d'un abaissement et les inconvénients que peut avoir l'asthme sur les suites de l'extraction, j'ai décidé consciencieusement que j'aurais recours à l'extraction supérieure (*a*).

(*a*) Depuis que ceci est écrit, j'ai opéré M. Amory par extraction supérieure en décembre 1858, et le succès a été des plus satisfaisants aux deux yeux.

dans une attaque d'épilepsie, le lendemain ou quelques jours après une extraction, la contraction convulsive des muscles oculaires ouvrirait la plaie de la cornée, viderait l'œil, ou déterminerait une hernie considérable de l'iris, etc., etc.

K. Névrose, fluxion et carie dentaire.

On ne doit faire l'opération qu'après la cessation de ces accidents, et si une dent laissait des soupçons, on devrait en faire pratiquer l'avulsion. Ceci est très important, surtout si on se rappelle que les nerfs dentaires proviennent du même tronc nerveux, la cinquième paire, qui fournit aussi l'ophthalmique. Tout dernièrement, une dame d'Evreux, Mme Roger, âgée de soixante-seize ans, fut opérée par moi. Le premier œil (le gauche) présenta les circonstances suivantes pendant l'opération: blessure de l'iris en haut avec perte de substance, d'où deux pupilles. Je divise le pont avec mon couteau-serpette, pour ne faire qu'une pupille de la naturelle et de l'artificielle. La cataracte, étant molle, ne sort qu'en partie; il faut aller chercher le reste avec la curette. Aucune inflammation ne survient dans cet œil, la vue est excellente, et Mme Roger lit le plus fin imprimé. Le second œil (le droit) fut opéré sans aucune lésion et avec la plus grande précision. Quelques jours après l'opération, une dent gâtée devient douloureuse, une fluxion dentaire survient; irradiation vers l'œil, iritis, et formation ultérieure d'une fausse cataracte qui rend la vue de cet œil très imparfaite. Cet œil néanmoins est susceptible d'une bonne vision par l'extraction de la fausse membrane ou la formation d'une pupille artificielle. J'ajouterai que l'iritis ne céda qu'après l'avulsion de la dent gâtée.

L. Névralgies frontales, faciales, etc.

Ces affections sont une contre-indication encore plus positive pour l'abaissement que pour l'extraction; car la présence du cristallin déplacé dans l'œil augmenterait certainement la névralgie, qui, elle-même, s'étendrait à l'œil, qui deviendrait presque à coup sûr glaucomateux et amaurotique. Néanmoins, pour l'extraction, on devra mettre en usage les traitements appropriés aux névralgies, et si on ne peut les guérir radicalement, on fera l'opération dans un moment de rémission.

*

M. Vomissements, éternûments.

Si ces accidents ne pouvaient être éloignés, il faudrait renoncer à l'extraction.

N. Corps étrangers.

Quoique la présence d'un corps étranger soit une contre-indication pour n'importe quel procédé opératoire, et à plus forte raison pour l'extraction, puisque après cette opération les yeux restent presque constamment plusieurs jours sans être visités, elle pourrait certainement être placée hors de la ligne de compte; car aucun chirurgien, sachant un corps étranger dans la cornée, la conjonctive ou les paupières, ne s'avisera d'opérer la cataracte avant de l'avoir extrait. Cependant, quand on aura lu la fâcheuse, quoique drôle, observation suivante, on sera convaincu de l'utilité d'un examen minutieux préalable à l'opération, afin de s'assurer si les yeux du futur opéré sont, oui ou non, exempts de corps étrangers.

M. Thierry, cinquante-cinq ans, cultivateur à Crestot (Eure), aveugle depuis plusieurs années par deux cataractes demi-molles, se décida enfin à me consulter, et jour fut pris pour l'opération. Arrivé chez le malade, je trouvai les yeux en bon état, sans aucune inflammation et bons à opérer. J'entrepris l'extraction supérieure, malgré leur petitesse et leur enfoncement exagéré, tel même que je n'en avais jamais observé. Je commençai par l'œil gauche. Arrivé à la contre-ponction, malgré ma fourchette fixatrice, la cornée se cacha en entier dans l'angle interne; je dus retirer mon couteau, j'en introduisis un autre boutonné (voir chapitre 13); je ponctionnai la cornée avec la pointe d'un autre couteau tenu de la main gauche sur la pointe mousse du boutonné, et je pus ainsi terminer la section de la cornée. Mais il fallut une pression considérable (1) pour faire sortir le cristallin, à tel point que je craignais qu'il ne fût suivi de la sortie instantanée du corps vitré. Néanmoins l'opération fut suivie d'un heureux résultat de ce côté,

(1) Dans toute opération par extraction, plus l'œil est enfoncé, plus la pression doit être forte pour faire sortir le cristallin; cela dépend de ce que le muscle orbiculaire a moins de prise sur le globe, de même que les muscles droits, qui emboîtent davantage un œil saillant.

M. Thierry pouvant lire et se livrer à ses travaux ordinaires. Après avoir procédé au pansement de l'œil gauche, j'attaquai l'œil droit, et, averti par ce qui venait de m'arriver, j'enfonçai la fourchette fixatrice plus près de l'angle interne, de manière à dévier l'œil passablement en dehors. La section de la cornée fut faite avec la netteté et la précision la plus exacte ; la capsule fut ouverte, et j'établis une pression assez forte pour faire sortir le cristallin, qui, cependant, ne se présentait pas. Tout-à-coup, le voilà ! fut l'exclamation de tous les assistants et du confrère qui me servait d'aide. En effet, une masse opaline, ovale et écrasée venait d'apparaître au-dessus du bord supérieur de la cornée ; cette masse ressemblait à s'y méprendre à un cristallin aplati et allongé ; mais moi, qui étais plus proche de l'œil que les assistants, et qui étais sûr que la plaie cornéenne n'avait pas bâillé, et que, par conséquent, la masse présente ne sortait pas du globe, je m'écriai que ce n'était pas la cataracte. Je saisis cette substance avec la curette, et je montrai aux spectateurs étonnés un grain de blé germé et gonflé que le malade avait conservé pendant plusieurs semaines dans le cul-de-sac rétro-tarsien supérieur, sans en être nullement incommodé. (Il se rappela parfaitement qu'en battant du blé il lui en était sauté dans l'œil, mais il pensait bien qu'il n'y était plus.) Je retournai à l'œil, et, après plusieurs pressions graduées et faites avec ménagement, je fis enfin sortir la *véritable* cataracte. Eh bien ! cet œil, qui fut beaucoup mieux opéré que le premier, fut atteint de phlegmon, et finalement d'atrophie. Voici comment j'explique cette malheureuse terminaison : pendant les quelques semaines qu'avait séjourné le grain de blé au cul-de-sac oculo-palpébral, il avait fait son trou et s'était sans doute enkysté ; après sa sortie, il en était résulté une plaie qui avait suppuré ; le pus avait passé dans la chambre antérieure et amené fatalement la fonte purulente.

Cette observation nous montre qu'il est important de retourner les paupières et d'examiner les culs-de-sac oculo-palpébraux avant de faire l'opération ; et si un cas semblable au précédent se présentait, après avoir extrait le corps étranger, on remettrait l'opération à quelques semaines plus tard.

O. Tonnerre et éclairs.

Si, au moment de pratiquer l'opération, il survenait un orage avec tonnerre et éclairs, il faudrait en attendre la fin, ou remettre l'opération à un autre jour ; car, outre que pendant l'opération l'apparition brusque d'un éclair pourrait faire faire à l'opéré des mouvements brusques préjudiciables à la bonne exécution du manuel opératoire, il pourrait aussi arriver que, chez un malade pusillanime, l'émotion et les secousses nerveuses produites par la foudre occasionnassent une contraction spasmodique des muscles, susceptible d'amener une sortie du corps vitré ou une hernie de l'iris, même quelques heures après l'opération.

P. Staphylômes pellucides.

Cette affection, rare par elle-même, devient d'une rareté exceptionnelle quand elle est accompagnée de cataractes, et je ne me souviens pas d'en avoir vu d'observations dans les livres. Quoiqu'un seul fait prouve généralement peu de chose, cependant j'y attache une certaine importance, puisque, sur une série de quarante et quelques individus (1) opérés par moi de la cataracte aux deux yeux, le seul malade qui perdit la vue est la malheureuse femme qui fournit l'observation suivante :

Mme Goret, cinquante-quatre ans, à Quincampoix (Seine-Inférieure), était venue à mon dispensaire plusieurs années auparavant, au sujet d'une difficulté extraordinaire pour reconnaître les objets, quoique les yeux reçussent une grande quantité de lumière. Les staphylômes translucides étaient si prononcés, que je les reconnus au premier aspect. Les cornées avaient tout-à-fait la forme conique de ces clous qui garnissent les fauteuils antiques. La myopie était si prononcée, que

---

(1) Sur ces quarante et quelques opérés, un petit nombre, ne voyant que d'un œil, pourront recouvrer la vue dans l'autre par une pupille artificielle. Trois ou quatre environ ont un œil complétement perdu ; mais comme je l'ai dit ailleurs, *quand un aveugle devient borgne, il doit s'estimer heureux*.

J. LEPORT : DE LA CATARACTE, mémoire couronné par l'Institut de Valence (Espagne), page 9 (*devise du concours*) ; ou traduction espagnole : DE LA CATARATA, por D. JULIO LEPORT, premiada por el Instituto medico Valentiano, pagina 1.

les verres biconcaves n° 3, les plus forts que je possédais, amélioraient à peine la vue. (Je crois que, dans cette circonstance, des verres plans du côté de l'œil, et façonnés en cône creux à l'extérieur, auraient rendu la vue nette ; mais il eût fallu avoir un habile fabricant sous la main, rempli de bon vouloir et de charité, et qui ne serait arrivé qu'après plusieurs tâtonnements.) En examinant les yeux de plus près (l'ophthalmoscope n'était pas encore découvert), je découvris un commencement de cataracte dans chaque œil. Finalement, après plusieurs années, les cataractes arrivèrent à maturité ; elles étaient lenticulaires demi-molles. Les staphylômes étaient les mêmes. A la fin de mars 1858, je fis l'opération sur les deux yeux. Tout se passa bien pour le moment ; mais au bout de cinq jours, levée du premier appareil, je trouvai les cornées entièrement infiltrées de pus, et nécessairement la fonte oculaire fut la terminaison malheureuse de cette double opération. La femme qui gardait l'opérée avait eu l'imprudence, malgré mes recommandations, de tenir les rideaux tout grands ouverts. Mais je ne puis attribuer assurément la suppuration à cette cause, vu que l'opérée avait la face tournée à l'opposé de la fenêtre, et qu'en outre elle avait sa cravate noire par dessus les bandelettes (1).

Le changement de structure et de forme des cornées dans cette affection a-t-il été la cause de la fonte oculaire ? Je ne puis répondre que *peut-être*, puisque l'on voit quelquefois cet accident survenir après les opérations les mieux faites, sur des yeux les mieux conditionnés, et chez des opérés qui ne font aucune imprudence.

Toujours est-il que, si jamais pareil cas se représentait

---

(1) Le funeste résultat de cette opération est doublement à regretter : 1° pour le sujet de cette observation, dont la vue est perdue pour toujours ; 2° pour l'ophthalmologie, qui se trouve privée de la connaissance d'un fait peut-être unique dans les annales de la science. Il eût été extrêmement curieux d'observer l'état de la vision chez cette femme, si l'opération eût été suivie de succès. L'absence du cristallin, au lieu de porter préjudice à la vision, l'eût sensiblement améliorée, et on aurait eu l'exemple d'une opérée de la cataracte se servant de verres concaves. En effet, l'extrême conicité des cornées, jointe à ce fait que le n° 3 biconcave améliorait à peine la vision (avant la formation des cataractes), donne lieu de supposer que la myopie eût été encore très considérable après l'extraction des lentilles.

dans ma pratique, je me conduirais de la manière suivante : avant de faire l'opération, je ferais part du cas à mes confrères ophthalmologues dans les *Annales d'Oculistique*, afin que si un ou plusieurs d'entre eux avaient par devers eux des observations semblables, ils eussent la bonté de m'éclairer de leur expérience. Si aucun n'en avait de concluante, j'opérerais un seul œil encore par extraction supérieure. Si je réussissais, j'en ferais de même pour l'autre œil ; sinon, j'emploierais l'aiguille à la dernière opération.

Quant à certaines contre-indications indiquées dans certains livres, telles que : gerontoxon, défaut de chambre antérieure, enfoncement prononcé des yeux, elles n'en sont pas pour moi. J'ai opéré bon nombre de cataractés en même temps porteurs de gerontoxons (entre autres Mme Lafosse, d'Elbeuf, âgée de soixante-seize ans, dont les gerontoxons étaient si prononcés, qu'il ne restait de transparent à la cornée que son centre, à peu près de la grandeur de la pupille), sans que jamais cette complication ait nui à la manœuvre et au résultat de l'opération. Bien qu'on ait dit que la cornée devait être plus dure à l'endroit du gerontoxon, je puis affirmer le contraire. Elle est assurément moins coriace et plus facile à couper.

On verra plus loin (chapitre 12,), et on a vu que l'extrême petitesse et le renfoncement des yeux (page 18), de même que le défaut de chambre antérieure, n'est pas une contre-indication de l'extraction. C'est plus difficile, il est vrai, mais j'espère que mes confrères qui voudront m'imiter vaincront comme moi ces difficultés qu'on exagère ailleurs.

CHAP. V. — SAISONS.

Est-il une saison préférable à une autre pour les opérations ? Non. Le froid aux yeux, il est vrai, serait pernicieux après l'extraction ; mais avec un poêle tout danger est éloigné.

Pendant l'été, il est bon de recouvrir la tête de l'opéré avec une gaze noire, afin d'empêcher les mouches de venir lui chatouiller la face, et même les yeux au-dessous du bandeau. Sans cette précaution, certains opérés, se réveillant et perdant momentanément le souvenir de leur opération, pourraient porter vivement la main à leurs yeux, et occasionner ainsi des accidents plus ou moins graves.

S'il y avait beaucoup de punaises dans le lit ou l'alcôve, il faudrait changer de logement ou détruire ces insectes avant de faire l'opération.

Mme Pays, soixante-trois ans, à Epégard (Eure), vint se faire opérer par moi à Rouen, et se logea en garni. L'opération fut pratiquée sur les deux yeux avec égalité de précision. Au bout de quelques jours, la malade se plaignit de démangeaisons vives à l'œil droit; et quand je levai le premier appareil, je trouvai, entourant l'œil, une quantité de punaises qui avaient élu domicile sous la cravate en cet endroit. Les paupières étaient rouges et engorgées, et finalement le globe de l'œil s'entreprit; un iritis survint, et une fausse membrane oblitéra la pupille. Le succès de l'œil gauche, qui n'avait pas logé de punaises, fut complet. Un an plus tard, une pupille artificielle que je fis à l'œil droit de Mme Pays lui rendit une vue aussi bonne de ce côté que de l'autre.

CHAP. VI. — DISPOSITIONS PRÉLIMINAIRES.

Je ne fais suivre aucun régime au malade que je dois opérer. Si je dois l'opérer le matin, je l'engage à se coucher très tard et à se lever de grand matin, de manière qu'après l'opération il puisse dormir facilement, ce qui est très favorable à la prompte réunion de la plaie cornéenne. Si l'opération doit se faire dans le milieu ou vers la fin de la journée, le malade déjeune à son appétit au moins quatre heures avant l'opération. Voici la raison de cette règle de conduite: il arrive quelquefois, quoique très rarement, qu'aussitôt l'opération faite, un opéré est pris de syncope; eh bien! dans cette circonstance, si l'estomac était plein d'aliments, il pourrait survenir des vomissements qui auraient une influeuce plus ou moins fâcheuse sur les suites immédiates de l'opération, surtout alors que, le pansement n'étant pas encore fait, l'humeur vitrée s'écoulerait en plus ou moins grande quantité. — Vingt à vingt-cinq minutes avant l'opération, on introduit dans les yeux une goutte d'un collyre d'atropine pour obtenir la dilatation des pupilles: Eau, 5 gr.; atropine, 0 05. Le malade doit aller à la selle et uriner quelques instants avant l'opération.

Autant que possible, l'opération doit être faite dans l'appartement même où couchera le malade. Néanmoins, par le défaut d'éclairage de la fenêtre ou sa mauvaise disposition, on peut le mettre dans une pièce voisine, et à la rigueur dans une chambre au-dessous. Dans ce dernier cas, après le pansement, on fait monter le malade avec beaucoup de précautions, en se tenant derrière lui les deux mains placées sous ses aisselles. Il serait imprudent d'opérer à un étage au-dessus, car l'action de descendre les marches produirait des secousses préjudiciables au succès de l'opération. Je dois avouer néanmoins que, faute d'autre emplacement, j'ai opéré il y a quelques années, à Caudebec-lès-Elbeuf, Mme Bénard, au deuxième étage d'une maison voisine ; mais aussi je me hâte d'ajouter qu'un voisin d'une force herculéenne s'était proposé pour la reporter dans son lit. En effet, il la prit comme un enfant, descendit les deux escaliers, traversa une cour et un jardin, et la déposa sur son lit sans la moindre secousse. Le succès de l'opération fut magnifique sur les deux yeux. Cependant, comme on n'a pas toujours un hercule à sa disposition, et que souvent les personnes que l'on opère sont d'un poids assez considérable, il est bon de ne pas opérer dans cette condition.

Il est utile de choisir une fenêtre où le soleil ne donne, pendant l'opération, ni sur les yeux de l'opéré, ni sur ceux de l'opérateur. Cependant, quand le temps est très pur et le soleil vif, un drap blanc placé en dehors de la fenêtre ouverte l'été, un rideau de mousseline au-devant de la fenêtre fermée l'hiver, laissent pénétrer assez de jour pour la bonne exécution de l'opération.

Quand il y a plusieurs fenêtres dans l'appartement où l'on opère, toutes, sauf celle qui doit éclairer l'opération, doivent avoir les auvents fermés, ou bouchés d'une manière quelconque, avec des étoffes épaisses, par exemple. Sans cette précaution, il y aurait des miroitements et des effets de lumière agissant sur les yeux de l'opéré, sur les instruments et aussi sur les yeux de l'opérateur, ce qui rendrait l'opération moins sûre.

Enfin, dans l'été, il m'est arrivé plus d'une fois d'opérer dans une cour en me mettant à l'abri du soleil par une muraille.

Le malade doit être muni de deux pièces de taffetas d'Angleterre rose, d'une cravate de soie noire neuve ou presque neuve, lavée et repassée, et de quelques linges fins. Comme, en général, les malades, leurs familles et leurs amis, sont satisfaits de pouvoir examiner par la suite les cataractes qu'on a extraites, on se procure une petite bouteille d'esprit-de-vin de 30 grammes, dans laquelle on dépose les cataractes, qui s'y conservent indéfiniment tout en perdant sensiblement de leur volume.

Une marmite d'eau bouillante doit être prête. Elle sert à y passer vivement le couteau à cataracte, pour faciliter l'enlèvement de la graisse qui le préserve de la rouille. Elle sert ensuite à fournir de l'eau tiède pour l'application des bandelettes. Ces dernières doivent être taillées d'avance, de la manière qui sera indiquée plus loin. (Chapitre 7.)

Deux chaises ont dû être préparées. L'une, de hauteur ordinaire, devant servir à l'opérateur, est privée de ses bâtons de devant et de derrière avec une scie; car si on cherche à les retirer avec un marteau, on s'expose à retirer aussi toute espèce de solidité à cette chaise, privée déjà d'une partie de son soutien. La seconde chaise doit être vulgairement une *chaise à nourrice*. S'il n'y en a pas dans la maison, on coupe une chaise ordinaire au-dessus des premiers bâtons. De cette façon, le malade est assis sur cette chaise les jambes allongées. La grande chaise est placée à cheval au-dessus de ses cuisses, de sorte que l'opérateur qui s'assied dessus est parfaitement à son aise, est tout près de la figure du patient, et n'a aucune flexion gênante de colonne vertébrale à supporter.

On place sur une petite table, à la gauche de l'opérateur (si on commence l'opération par l'œil gauche), non seulement les instruments dont on a besoin, mais aussi d'autres encore susceptibles de servir en cas d'accidents divers, afin de les avoir immédiatement sous la main, tandis que l'on perdrait du temps à les chercher dans leur boîte. Si la fenêtre a un rebord, on y met les instruments qui doivent servir de la main droite, et ceux qui, comme le couteau, sont susceptibles de s'épointer, sont placés la lame sur un petit bout d'allumette, de manière que la pointe, étant relevée, ne soit pas exposée à se heurter quand on enlève l'instrument. (Bien entendu qu'on s'est assuré sur le canepin de la qualité de la pointe et du tranchant.) Si la pointe fait entendre un petit bruit sec en pénétrant dans le canepin, l'instrument

2

doit être mis de côté, à moins que l'opérateur (connaissance très utile) ne sache refaire la pointe sur une pierre *ad hoc*. Si, la pointe étant passée librement, le tranchant, dans une partie de sa course, éprouve une petite résistance et ne continue à couper qu'après une petite saccade accompagnée d'un petit craquement, le couteau ne doit jamais servir qu'après être retourné chez le coutelier. Aussi il est très important d'avoir toujours avec soi un certain nombre de couteaux.

On met des petits linges fins dans ses poches, de sorte qu'on les a tout de suite s'il est besoin d'essuyer les paupières ou la joue du malade.

Il est important, avant de commencer l'opération, de s'assurer que les vêtements portés par le malade seront faciles à ôter après l'opération. Alors on conduit le malade à côté de la croisée, sur la petite chaise, et en le prévenant qu'elle est basse. On le tient par les mains, car, sans cette précaution, en tâtant pour s'asseoir, il pourrait porter les mains sur la table ou sur le rebord de la fenêtre, et faire tomber un ou plusieurs des instruments, qui seraient ainsi exposés à être mis hors de service.

Je suppose que l'œil gauche sera opéré le premier. Le malade doit être assis latéralement, et le côté gauche vers la fenêtre. De cette manière, pendant le trajet du couteau, la lumière tombera sur la lame du talon à la pointe, qui sera conduite facilement au lieu de la contre-ponction. Si on prend une disposition contraire, il arrive : 1° que la lumière frappe sur la pointe du couteau et produit une erreur d'optique ; 2° que le nez fait ombre sur le lieu de la contre-ponction, de sorte qu'il peut arriver que la pointe sorte trop près ou trop loin, et même pénètre dans l'iris. Si on opérait de face, la tête même de l'opérateur lui ferait ombre.

La tête du malade doit être vis-à-vis du bord du dernier carreau de la fenêtre, de facon que la plus grande partie de la lumière vienne de derrière l'opérateur, dont les yeux se trouvent ainsi garantis d'un excès de lumière directe. Un espace de 20 centimètres environ est ménagé entre la fenêtre et la chaise du malade, pour le placement de la jambe droite de l'opérateur.

Le malade étant ainsi placé, l'oculiste prend la grande chaise, la met à cheval au-dessus des cuisses du malade, sur lesquelles elle ne doit pas appuyer, et s'assied dessus en écartant les jambes, qui embrassent ainsi la petite chaise du malade. Etant dans cette position, on fait au malade les recommandations suivantes : « Il faut vous » attendre à éprouver quelque douleur. Il ne faut faire » aucun mouvement. Tenez vos mains croisées sur le » ventre ou appuyées sur les bâtons latéraux de votre » chaise. Ne crachez pas, ne toussez pas, ne vous mouchez » pas (1) et n'éternuez pas ; en un mot, ne faites aucun » mouvement violent. Quand je vous dirai de fermer les » yeux, faites-le doucement et comme pour dormir. » Quand je vous dirai de les ouvrir, allez-y en douceur » et ne faites que de les entr'ouvrir, sauf à ce que je vous » dise : *Un peu plus, encore un peu plus.* Ne parlez que pour » demander ce dont vous auriez besoin, mais ne vous » occupez nullement de ce qui se passe autour de vous » en paroles ou actions. »

CHAP. VII. — MANUEL OPÉRATOIRE.

Les dispositions ci-dessus étant prises, un aide, qui doit être un médecin, ou pour le moins une personne habituée à ces opérations, se place derrière le malade, dont il soutient la tête sur la poitrine (2). Un deuxième aide, qui n'a besoin que de bonne volonté et de fermeté, est placé à genoux sur un coussin à la gauche de l'opérateur, obliquement et à droite en devant du malade (toujours dans la supposition que c'est l'œil gauche qu'on opère).

Arrivé à cet instant, je vais décrire le plus clairement possible les détails du manuel opératoire, de la manière dont je l'exécute le plus souvent, et renverrai le lecteur un peu plus loin, ou vers les notes, pour les exceptions à ma règle ordinaire.

Prenant l'élévateur de Pellier (3), indifféremment de

---

(1) Avant de commencer l'opération, on engage le malade à se moucher fortement.

(2) Un seul aide suffirait au besoin pour fixer les deux paupières, et cela m'est arrivé le plus souvent ; mais s'il a les bras courts, qu'il ait des manches d'habit épaisses et qu'il ne puisse faire faire l'*anse* à l'avant-bras qui abaisse la paupière inférieure, la main de l'opérateur peut être plus ou moins gênée dans ses mouvements. On n'a encore besoin que d'un aide quand l'oculiste ne se sert que de ses doigts pour fixer le globe de l'œil, puisqu'il abaisse en même temps la paupière inférieure.

(3) L'opération est plus facile à faire quand la paupière supé-

la main gauche ou droite, je l'introduis sous la paupière supérieure. Je le confie au premier aide, qui le prend aussi indifféremment de la main gauche ou droite, passant l'autre main sous le menton du malade, ou l'appliquant sur l'oreille. L'aide doit tirer très peu sur l'éléva-

---

rieure n'est fixée que par le doigt de l'aide. En effet, l'élévateur relève bien la paupière, mais aussi il l'écarte du globe, qui se trouve ainsi plus enfoncé. Avec le doigt, au contraire, la paupière est relevée et en même temps refoulée en arrière, ce qui fait ressortir davantage la cornée et rend l'opération beaucoup plus facile. Certes, je n'aurais jamais recours à l'élévateur, si j'avais toujours le même aide et *aide adroit ;* mais dans toutes les opérations que je fais à domicile et au loin, je suis toujours assisté par le médecin du malade ; et comme ce n'est pas chose facile que de relever la paupière sans appuyer sur le globe et sans s'exposer à la lâcher pendant l'opération, j'aime mieux que la difficulté se trouve de mon côté. Cette difficulté, j'y suis habitué, et une fois l'élévateur placé par moi et mis dans la main de l'aide, je suis certain de la contention de la paupière supérieure; tandis que si elle était maintenue simplement par le doigt d'un aide dont je suspecterais l'habileté et la fermeté, le doute et l'inquiétude, malgré la plus grande facilité apparente de l'opération, me la rendraient plus difficile.

Quand je faisais l'extraction inférieure, je ne me servais pas d'élévateur ; eh bien ! il est arrivé plusieurs fois à des médecins qui m'aidaient de lâcher la paupière supérieure au milieu de l'opération (après la contre-ponction). Cet accident, qui eût été assez fâcheux dans l'extraction supérieure, ne me gênait guère pour terminer ma section inférieure.

L'élévateur dont je me sers est le véritable élévateur de Pellier. La partie recourbée est un peu plus longue que le cartilage tarse supérieur, de sorte qu'on est certain que ce dernier ne peut basculer (d'où chute instantanée de la paupière). Le seul reproche qu'on peut lui faire, c'est d'être trop étroit; il en résulte quelquefois que la paupière étant beaucoup plus relevée vers son milieu, son tiers externe gêne l'opérateur pour l'introduction du couteau, dont le talon peut couper un peu le bord libre (accident, du reste, de peu d'importance); mais on évite sûrement cet inconvénient en faisant faire par le doigt de l'aide supérieur, et avec la main qui lui reste libre, une traction compressive en arrière et au-dessus de l'angle externe.

J'avais vu, il y a quelques mois, chez un coutelier, un élévateur terminé d'un bout par une plaque d'ivoire et de l'autre par le genre *Pellier*, mais plus large et moins haut de la courbure. J'achetai et j'essayai cet instrument, qui releva bien la paupière jusqu'à l'angle externe ; mais j'apercevais pendant l'opération la partie supérieure du tarse, qui devenait horizontale. Tout-à-coup, sous l'influence d'une contraction de l'orbiculaire, elle devint inférieure. Le tarse en entier glissa en arrière de l'élévateur, fit la culbute pour reprendre sa position normale, et la paupière tomba sur le couteau, qui n'était encore que passé la contre-ponction. Heureusement l'aide fut assez adroit pour fixer la paupière avec un doigt contre l'arcade sourcilière, et je terminai l'opération en pressant forte-

teur, et éviter que la branche descendante n'appuie sur le globe de l'œil, surtout au moment où la section de la cornée se termine. Il est bon même, s'il n'a pas l'habitude de cette opération, de lui montrer à faire basculer l'élévateur en portant l'extrémité supérieure en arrière et l'extrémité inférieure naturellement en avant, tout en le tenant à la même hauteur, de façon à écarter la paupière supérieure du globe dans les circonstances où l'on en craint la contraction.

Le deuxième aide abaisse alors légèrement, avec l'index de la main droite, la paupière inférieure, sans avoir peur toutefois d'appuyer fortement sur la joue (car il n'y a rien à craindre de ce côté). C'est alors que commence réellement l'opération, que je diviserai en six temps.

Premier temps. Fixation de l'œil. Je saisis de ma main gauche ma fourchette fixatrice (1) entre l'index et le mé-

---

ment de haut en bas avec le dos du couteau, afin d'éloigner le plus possible le tranchant de ce dernier du bord libre de la paupière supérieure. J'ai l'intention de faire modifier cet instrument en le faisant terminer un peu en pointe vers le milieu de l'extrémité de sa courbure, ce qui lui donnera de la longueur et lui permettra, en dépassant le bord supérieur du tarse, d'empêcher celui-ci de basculer.

(1) Dans les commencements de ma pratique d'extraction (inférieure) je ne me servais que de mes doigts pour fixer l'œil, et j'y arrivais d'autant plus facilement que je les ai d'une finesse assez rare pour un homme. Mais lorsque je fis mes premières opérations d'extraction supérieure, je ne me fiai pas à l'agilité de mes doigts et voulus me garantir contre tout accident. Ainsi, je fixai l'œil avec une pince saisissant la conjonctive bulbaire à quelques millimètres en dedans de la cornée et un peu au-dessous de l'équateur. Mais il m'arriva quelquefois, dans le petit nombre d'opérations que je fis ainsi, que la conjonctive s'allongeait et faisait un pli avançant sur la cornée, de sorte que je ne voyais plus l'endroit précis de la contre-ponction et que j'embrochais la conjonctive, ce qui produisait une douleur inutile et donnait lieu à une hémorrhagie pénétrant dans les chambres et qui me gênait plus ou moins pour inciser la capsule. J'abandonnai alors la pince et revins simplement à mes doigts, comme lorsque je faisais l'extraction inférieure. Je réussis parfaitement bien dans la grande majorité des cas. Cependant je rencontrai des yeux enfoncés, et mon doigt médius fut impuissant à empêcher la cornée de fuir dans le grand angle. Dans ces quelques cas, il fallait faire la contre-ponction au hasard, en se guidant sur la marche déjà parcourue du couteau et sur ce qui restait d'apparent de la cornée, et ensuite ramener l'œil en avant en portant en arrière le manche de l'instrument. Ou bien il fallait d'abord porter le manche du couteau en arrière et ramener la cornée en avant, pour ensuite faire la contre-ponction. Mais dans cette dernière manœuvre le talon du couteau fait bâil-

dius d'une part, en arrière, et le pouce d'autre part en avant. De la main droite je prends le couteau à cata-

---

ler la plaie de ponction, l'humeur aqueuse s'échappe, et l'iris, s'engageant immédiatement sous la lame, est nécessairement coupé et incisé si l'opération est continuée. On verra plus loin (chapitre 13) qu'en circonstance semblable il faut continuer l'opération, et que l'incision plus ou moins grande de l'iris à sa partie marginale est loin d'avoir les conséquences fâcheuses qu'on lui attribue dans la plupart des ouvrages d'ophthalmologie et de chirurgie.

J'avais vu depuis longtemps dans les ouvrages de Pamard père, d'Avignon, qu'il se servait d'une pique qu'il implantait dans la cornée à l'endroit de la contre-ponction. Je n'osai jamais imiter cette conduite. Je craignais : 1° que l'introduction de la pique dans la chambre antérieure ne fît écouler un peu d'humeur aqueuse qui en diminuerait la capacité, rendrait difficile l'entrée du couteau et exposerait à embrocher l'iris ; 2° qu'au moment de la contre-ponction la pique n'entrât dans l'œil et ne traversât l'iris ; 3° qu'il n'en arrivât autant pendant la durée ou la fin de la section de la cornée. Peut-être avais-je outré mes appréhensions ; car il me semble avoir vu dans les *Annales d'Oculistique* que M. Pamard fils, digne héritier du talent de son père, se servait de la pique de la manière précitée. Toujours est-il que je n'osai pas tenter le moyen. Mais il y a quelques années, en parcourant la première édition d'*Ophthalmologie* de M. Desmarcs, je vis que ce dernier recommandait particulièrement la pique de Pamard enfoncée dans la sclérotique en dedans de la cornée. J'en fis l'essai bientôt après, et je n'eus qu'à me louer de la facilité avec laquelle je pus terminer les opérations paraissant les plus difficiles à cause de l'enfoncement de l'œil. Cependant, dans certains cas, soit que le couteau coupât mal, soit que la cornée fût très coriace, il fallait pousser fort le couteau, et par conséquent la pique devait faire une résistance égale pour maintenir la cornée au milieu de l'orbite. Il résulta quelquefois de cette forte pression de la pique sur la sclérotique que la pointe perfora cette membrane, et par conséquent la choroïde et la rétine. Quoique dans le petit nombre de cas où cet accident m'arriva il ne survint rien de grave, il est à supposer que s'il se fût répété souvent, on aurait pu avoir peut-être des hémorrhagies intra-oculaires et des inflammations qui eussent nui plus ou moins au succès de l'opération. En outre, je trouvais que la pique de Pamard, tout en fixant l'œil, lui permettait encore quelques petits mouvements de roulement. C'est donc pour obvier à ces deux inconvénients, la perforation de la sclérotique et le roulement du globe, que j'inventai ma petite fourchette (fig. C). Le manche et la tige ont la même disposition que la pique Pamard ; mais au lieu d'une pique avec deux arrêts, c'est une petite fourche à deux branches très courtes. Ces deux branches, quoique ne pénétrant que dans la conjonctive, et non assez longues pour perforer la sclérotique, fixent parfaitement le globe, que l'on conduit où l'on veut, et empêchent complétement le roulement du globe, ce que ne peut empêcher la pique Pamard, dont la pointe fait pivot, à moins qu'on n'établisse une pression que la prudence ne permet pas d'employer.

Finalement, tout en préférant ma fourchette à la pique Pamard, il est probable que je n'aurais pas inventé la première si je n'aracte (1), le tranchant tourné en haut avec la même position des doigts (2). J'avance les deux instruments en même temps à quelques millimètres du globe. J'enfonce vivement ma fourchette dans la conjonctive oculaire (angle interne) à 2 ou 3 millimètres au-dessous (3) de l'équateur et à 5 ou 6 de la cornée. Je suis alors maître de l'œil, auquel je puis donner toutes les directions qui me conviennent. Au moment où l'on enfonce la fourchette, quelques malades font un petit mouvement de recul et accusent de la douleur. Il faut leur adresser quelques paroles fermes et encourageantes en même temps, en les prévenant que le reste de l'opération ne sera pas plus douloureux, et peut-être moins, surtout s'ils sont tranquilles. Une fois l'œil bien fixé au milieu de

---

vais pas eu connaissance et si je ne m'étais pas servi de la seconde. Et je déclare hautement que l'idée de fixer l'œil par une pointe implantée sur la coque elle-même appartient à Pamard père, et que la simplicité de cet instrument en fait le mérite. Aussi, la facilité avec laquelle on termine l'extraction avec la fourchette ou la pique est tellement évidente qu'un fabricant d'instruments de chirurgie me disait il y a quelques semaines : *Tous les opérateurs qui ont une fois employé ce moyen n'en veulent plus d'autres.*

(1) C'est le couteau triangulaire de Richter dont je me sers. Il est bon d'avoir des lames de largeur et de longueur un peu différentes. Les plus petites servent pour les petites cornées, et les plus larges pour les larges cornées.

(2) Une bonne précaution dans l'été, quand on sue des doigts, c'est, avant de se saisir des instruments, de se bien les essuyer et de les frotter sur le pavé de l'appartement (s'il y en a), contre une muraille, ou un appui de croisée poussiéreux. Une fois même, malgré cette précaution, et par la faute du malade, dont l'œil fit un mouvement brusque, le couteau fut repoussé, quoique la pointe arrivât bientôt à la contre-ponction ; le manche me glissa dans les doigts et l'instrument tomba à terre. (Voir, chapitre 13, l'observation Bertout de Caugé.)

(3) M. Desmares enfonce la pique Pamard au-dessus de l'équateur, dans le but, sans doute, de mieux empêcher le globe de remonter sous l'arcade orbitaire. Mais avec ma fourchette enfoncée au-dessous de l'équateur, il m'est toujours facile d'abaisser le globe, en élevant le manche de la fourchette vers et proche de la perpendiculaire, et dans cette dernière position, ma fourchette, qui ne pénètre jamais au-delà de la conjonctive, fixe l'œil inférieurement sans faire la moindre pression. Il est évident qu'en fixant l'œil au-dessus de l'équateur, on établit une pression sur lui.

Un autre inconvénient de fixer l'œil au-dessus de son diamètre transversal, c'est que la contre-ponction se fait au-dessous de la pique qui peut gêner la marche du couteau ; et le moindre inconvénient, c'est que le tranchant de ce dernier doit être souvent ébréché par la tige de la pique.

l'orbite, je donne à la pointe du couteau, par rapport à la convexité de la cornée, une direction à demi perpendiculaire.

Deuxième temps. Je pique la cornée à son diamètre transversal et à 1 millimètre de son bord temporal, et aussitôt la pointe du couteau pénétrée dans la chambre antérieure, je porte le manche en arrière, de façon que la lame soit exactement sur le plan de l'iris, et alors je pousse vivement (1) le couteau, ne perdant pas de vue la pointe, pour qu'elle ne passe pas derrière l'iris. Je perfore (2) la cornée (contre-ponction) au point similaire et opposé de la ponction, c'est-à-dire au diamètre transversal et à 1 millimètre de son bord nasal, et sans m'arrêter je pousse toujours le couteau (3), jusqu'à ce qu'il

---

(1) Il est très important de faire lestement cette partie du temps de l'opération; car s'il y a de l'hésitation et de la lenteur, l'humeur aqueuse sort par le talon de la lame, la chambre antérieure disparait, et l'iris s'engage sous le couteau ; heureux encore quand cet accident arrive après que la pointe a dépassé le bord pupillaire. Nous verrons plus loin, en effet (chapitre 13), que lorsque l'iris coiffe la lame du couteau, il y a beaucoup moins de danger quand la pointe a dépassé la pupille ou la contre-ponction que si elle s'était fourvoyée derrière l'iris.

(2) Quand on est arrivé à l'endroit de la contre-ponction, il y a là une illusion d'optique, résultat probable de la courbure de la cornée, et dont on doit être prévenu. Ainsi, si l'on veut sortir à 1 millimètre du bord cornéen nasal, il faut viser à 2 millimètres, sans quoi on pénétrerait dans la sclérotique, ce qui n'aurait, du reste, d'autre inconvénient qu'une petite hémorrhagie sans gravité, mais qui gênerait le reste de l'opération. Si, au contraire, on visait pour sortir juste à la limite de la cornée à la sclérotique, on pourrait pénétrer à travers ou derrière le cercle ciliaire, blesser et détacher l'iris, qui ferait ainsi une hernie circonférencielle. Cet accident m'est arrivé une fois dans les commencements de ma pratique extractive inférieure chez M. Thomas, à Sotteville, près Rouen. Il y eut hernie circonférencielle de l'iris, dont une forte portion interne de son disque fut entraînée dans la plaie scléroticale. Néanmoins l'opération fut suivie d'un heureux résultat, puisque ce malade put reprendre ses occupations, mais, bien entendu, avec une pupille irrégulière.

(3) Tout en suivant du regard la pointe du couteau, il ne faut pas perdre de vue la lame ; car si elle n'est pas parfaitement horizontale par rapport au plan de l'iris, le lambeau ne sera pas régulier. A. Si le tranchant penchait un peu en avant, l'incision s'écarterait du bord cornéen et pourrait être trop petite, ce qui gênerait pour la sortie du cristallin, ou pourrait donner lieu ultérieurement à une cicatrice opaque. B. Si le tranchant penchait un peu en arrière, il s'engagerait dans la sclérotique et dans la conjonctive, ce qui est peu grave, comme on le verra. (Chapitres 13 et 15.)

ne reste qu'un pont de 2 à 4 millimètres. C'est à cet endroit que l'on peut s'arrêter quelques secondes et même une ou deux minutes, si on s'aperçoit que le malade se plaint ou que les muscles oculaires soient agités et se contractent d'une manière convulsive. Il n'est pas rare de voir se dessiner, entre la conjonctive et la sclérotique plissées, les muscles droits; le couteau est fortement pressé dans la plaie, le cristallin et la capsule sont poussés avec force sous le dos du couteau, qui s'enfonce (le dos du couteau) en traçant un sillon dans le cristallin, dont la capsule cède aussi, mais se rompt quelquefois. Si on terminait l'opération dans un pareil moment, surtout en continuant de faire avancer le couteau, on courrait grand risque que le cristallin ne fût expulsé violemment en entraînant une quantité plus ou moins considérable d'humeur vitrée. C'est encore en ce moment qu'il faut parler au malade avec fermeté en le menaçant de lui crever l'œil s'il bouge. On peut être certain qu'une admonestation un peu dure à laquelle le malade ne s'attend pas, et la crainte qu'on lui donne qu'il peut faire manquer l'opération, produisent un effet moral qui fait cesser presqu'à coup sûr la contraction des muscles (1).

Disons tout de suite, puisque nous y sommes, les moyens de remédier à cette mauvaise direction du couteau.

A. Quand le tranchant est ainsi un peu incliné en avant et menace de faire une incision trop petite, on le porte en arrière en faisant légèrement tourner le manche dans les doigts, de façon à remettre la lame sur le plan de l'iris, et même à la faire pencher en arrière au besoin.

B. Quand le tranchant est un peu incliné en arrière et menace de prolonger l'incision dans la sclérotique et la conjonctive, on le ramène un peu en avant.

C'est peut-être ici la place de dire qu'une incision devant paraître trop petite ou trop grande peut être modifiée en portant le tranchant en arrière ou en avant, quoique primitivement la lame était bien parallèle à l'iris et sur son plan.

(1) Tel est le cas de ce général dont l'épaule était luxée et que plusieurs chirurgiens n'avaient pu remettre. Le général s'adressa à Dupuytren, qui ne fut pas d'abord plus heureux, tant les contractions musculaires étaient énergiques. Alors tout-à-coup, et sans préambule, Dupuytren apostrophe le général en le qualifiant de voleur, de lâche, ou d'autres adjectifs aussi peu parlementaires. Cet officier, qui avait la conscience de sa probité et de sa bravoure, se sentant ainsi injurier, oublia tout-à-coup sa douleur, devint tout blanc d'émotion, et éprouva un effet moral qui anéantit momentanément l'innervation. Profitant de cet instant, Dupuytren ré-

Après un instant d'arrêt qui varie suivant le calme ou l'agitation du globe ou du malade, on termine la section de la cornée.

Troisième temps. Mais on se garde bien de couper en poussant le couteau, ce qui pourrait déterminer une section par secousse, d'où il pourrait résulter une sortie brusque du cristallin, suivi d'une certaine quantité d'humeur vitrée. Au contraire, on termine la section de la cornée en ramenant le couteau vers la tempe, en sciant pour ainsi dire le petit pont qui reste. On fait comme si on voulait retirer le couteau par le chemin qu'il a parcouru, mais en appuyant de bas en haut, c'est-à-dire en pressant le tranchant contre le pont cornéen (1). Tout en combinant ces divers mouvements, il faut faire en sorte que le plat de la lame ne fasse pas

---

duisit tout-à-coup la luxation. On comprend que le militaire agréa avec plaisir les excuses de l'opérateur.

Sur toutes les opérations que j'ai faites et où je me suis vu dans la nécessité d'adresser quelques paroles plus ou moins dures au patient, j'ai toujours réussi à ramener le calme des yeux, sauf sur un seul opéré qui, au contraire, s'exaspéra et se mit en colère contre moi. C'était un homme très aimable du reste et de bonne compagnie, un ex-fonctionnaire public, âgé de soixante-dix-huit ans. Le premier œil était opéré sans accident ; mais au second œil, soit que le couteau coupât moins bien, soit que la cornée fût plus dure, mon malade se plaignait et contractait la paupière. Je lui dis un peu vivement d'être plus raisonnable, sans quoi il me ferait manquer l'opération. Mais, au lieu de le calmer, mes paroles le mirent en colère ; il ouvrit même, quoique sous bandelette, l'œil gauche premier opéré, et fit sortir un peu d'humeur vitrée. J'eus beaucoup de peine à le calmer en lui assurant que les paroles un peu sévères que je venais de lui adresser prouvaient tout l'intérêt que je portais au succès de mes opérations. Finalement, les deux extractions réussirent parfaitement (quoique l'œil gauche soit un peu plus faible), puisque ce monsieur lit facilement le n° 5 *Didot* avec verres biconvexes n° 2 1/2.

Je n'ai pas besoin d'ajouter que nous sommes restés bons amis.

Une chose remarquable, c'est que les contractions musculaires de l'œil droit, que le couteau tenait embroché, cessèrent à l'instant de la colère de notre opéré, et il est probable que si les bandelettes de l'œil gauche avaient été plus sèches, il n'aurait pu s'ouvrir et aucune perte d'humeur vitrée n'aurait eu lieu (*a*).

(1) C'est à ce moment qu'on peut apprécier la valeur de la fourchette, en ce qu'elle empêche le globe de remonter en haut.

(*a*) Depuis que ceci est écrit, j'ai eu l'occasion et le désagrément d'opérer un individu qu'aucun moyen ne put calmer. (Voir l'observation *Ouin*, chapitre 15.)

sur le globe une pression antéro-postérieure, mais qu'au contraire il tende à s'écarter du globe en faisant une pression postéro-antérieure sur le lambeau cornéen non encore achevé. Mais si on avait laissé un pont trop grand, il pourrait se faire qu'en essayant de terminer la section par le retrait de la lame, on arrivât à la pointe du couteau sans que le pont fût coupé. On serait alors obligé de repousser le couteau vers le nez, suivant sa première direction; mais la section serait très difficile, à cause de la mollesse du globe qui, à ce moment de l'opération, a perdu toute son humeur aqueuse et n'a plus de consistance. Il est très important d'éviter cet inconvénient. Si donc on a laissé un pont trop grand, on calcule : si, après la sortie de la moitié de la lame, on a coupé plus de la moitié du pont, alors on continue; si, au contraire, on n'en a pas coupé la moitié, on imprime très lentement au couteau de très petits mouvements de va-et-vient, comme une scie, et on finit par diminuer la largeur du pont, qui, arrivé à un mince filet, est enfin totalement coupé par le retrait du restant de la lame. Si la lame a été tenue exactement sur le plan de l'iris, la cornée se trouve coupée juste à son union scléroticale.

Nous avons dit (page 33) comment on s'y prend pour changer la mauvaise direction du tranchant en avant ou en arrière; mais il n'y a aucun danger à continuer la section dans la sclérotique et à terminer dans la conjonctive, ce dont on s'aperçoit à ce que la conjonctive, qui est élastique, se laisse tirailler et s'allonge en bandelette sous la lame du couteau avant de se laisser couper. La réunion par première intention ne s'en fait même que mieux, à cause de la plus grande vascularité existant en dehors de la circonférence de la cornée. Mais aussi quelquefois le sang qui provient de la coupure de la conjonctive entre dans la chambre antérieure, et gêne plus ou moins l'opérateur pour la division de la capsule. Aussitôt la section de la cornée terminée, je recommande encore le calme à l'opéré, et je l'encourage en lui assurant qu'il n'aura plus de douleur à éprouver. S'il est bien tranquille je continue l'opération sans désemparer, les deux aides conservant la même position. Je dépose mon couteau et prends mon kystitome. (Fig. D). Ce petit instrument consiste dans une très petite serpette parfaitement mousse sur sa convexité et tranchante sur sa concavité.

Quatrième temps. Je place la convexité du kystitome un peu au-dessus du lambeau cornéen, en établissant une légère pression de haut en bas; le lambeau s'écarte, et je conduis facilement l'extrémité du kystitome juste sur le milieu de la capsule. Arrivé là, en faisant rouler d'un quart de tour et de bas en haut (par rapport au pouce) le manche de l'instrument, la convexité se trouve située en avant, la pointe et son tranchant en arrière. Je pousse alors la convexité jusqu'au bord pupillaire nasal, je presse sur la capsule dans laquelle pénètre la pointe du kystitome, et en ramenant l'instrument à moi (tout en appuyant sur le cristallin) vers le bord pupillaire temporal, j'obtiens une ouverture de la capsule suffisante. Je repousse l'extrémité du kystitome au milieu de la pupille, et je fais encore faire au manche un quart de tour de bas en haut, de façon que sa convexité soit tournée en haut, et je le fais sortir par le chemin qu'il a parcouru.

La forme de mon kystitome permet encore de l'introduire en le poussant perpendiculairement vers la capsule et en le faisant glisser sur l'iris. Mais si on adopte ce moyen pour l'introduire, il faut toujours le retirer par sa convexité. Car si on voulait le retirer perpendiculairement en glissant sur l'iris, ce dernier se trouverait presqu'à coup sûr harponné. On le dégagerait facilement, il est vrai; mais il y aurait eu toujours une blessure de l'iris inutile, et peut-être une cause d'iritis. A ce moment, nouvelle recommandation au malade de ne pas clignoter.

Cinquième temps. J'abandonne la fourchette, je fais retirer l'aide inférieur, je prends avec ma main droite l'élévateur des mains de l'aide supérieur, et je le tiens écarté du globe, tout en relevant légèrement la paupière supérieure. Avec le pouce, l'index ou le médius de la main gauche, je refoule (tout en retenant la pression) la paupière inférieure de bas en haut, et si le cristallin s'engage, je diminue la pression; s'il ne s'engage pas, je fais en haut une contre-pression avec l'extrémité de l'élévateur sur la sclérotique, et dès que le cristallin est engagé dans la plaie cornéenne, je cesse toute pression, ou la diminue suivant les circonstances (car c'est très variable); et si le cristallin ne tombe pas de lui-même, je fais abaisser la paupière inférieure par un des aides, je reprends l'élévateur de la main gauche, je prends la curette de la main droite, je la passe dessous et derrière le cristallin que j'amène au dehors, et que je place ensuite dans la petite bouteille d'alcool que me présente un des assistants. Alors j'examine : 1° si le lambeau n'est pas renversé, 2° s'il est bien appliqué, 3° s'il n'y a pas de débris cristalliniens restés dans la pupille, 4° s'il n'y a pas de pupille artificielle (perte de substance) faite en haut de l'iris, 5° s'il n'y a pas de bulle d'air dans la chambre antérieure, 6° s'il n'y a pas de hernie de l'iris, 7° s'il n'y a pas de caillot sanguin dans le cul-de-sac oculo-palpébral inférieur.

Sixième temps. Lorsque je me suis assuré qu'aucun des accidents ci-dessus n'existe, en même temps que je dis au malade de fermer son œil tout doucement comme s'il dormait, je descends lentement l'élévateur, en ayant soin de le ramener en avant, afin que la paupière supérieure ne fasse pas renverser le lambeau, et lorsque cette dernière est tout-à-fait abaissée comme dans le sommeil, je retire l'élévateur avec beaucoup de précaution en lui imprimant un huitième de rotation environ, de manière que sa petite courbure regarde à peu près l'oreille gauche du malade. Cette petite manœuvre de rotation, qui écarte encore plus la paupière du globe, a surtout pour but d'éviter que l'espèce de demi-anneau représenté par l'extrémité de la petite courbure de l'élévateur ne vienne s'engager dans la plaie cornéenne et ne renverse le lambeau. Dans cette manœuvre, au moment où l'élévateur est pour sortir tout-à-fait de dessous la paupière, le corps de l'instrument doit avoir une direction oblique, suivant une ligne partant du milieu du sourcil au bout du nez. Je recommande alors au malade de fermer les yeux comme s'il dormait, en le prévenant que l'opération est complétement achevée.

Après une ou deux minutes d'attente, s'il n'y a pas de tendance à l'écartement du lambeau (1), ni à la sortie de l'humeur vitrée, ni à l'engagement de la paupière

(1) On s'aperçoit de la tendance à l'écartement du lambeau à de petits mouvements convulsifs des muscles droits qui font bâiller tant soit peu la plaie par petites secousses alternatives.

supérieure dans la plaie cornéenne (1), on dit au malade d'entr'ouvrir légèrement l'œil et de regarder ce qu'on lui montre. Il faut lui présenter des objets faciles à voir, tels qu'un chandelier avec sa chandelle, une montre pendant à sa chaîne, etc... Ce que je présente le plus habituellement est une paire de ciseaux que je mets en mouvement au-devant de l'œil opéré. Le moral du malade est affecté d'une manière fort heureuse de cette expérience, et c'est une circonstance très propice au succès ultérieur de l'opération.

Mais comme on ne peut savoir d'avance s'il sera permis de faire voir quelques objets aussitôt l'opération faite, il est très important de prévenir le malade (s'il vous dit : « *Verrai-je clair à la fin de l'operation?* ») qu'on pourrait le faire voir de suite, mais que ce serait dangereux pour les suites de l'opération. Si le malade ne fait pas cette question avant l'opération, il n'y a pas lieu de l'entretenir à ce sujet.

Que l'on ait fait, oui ou non, regarder le malade, il faut procéder au pansement. On demande les bandelettes (2) et de l'eau tiède dans un bol ou assiette creuse. Quand on a ainsi bandelettes et eau tiède sous la main, il est très important de soulever légèrement la paupière supérieure avec le pouce, pour s'assurer que le lambeau n'est pas renversé; puis on laisse retomber tout doucement la paupière, toujours en recommandant au malade de tenir les yeux fermés comme s'il dormait. Cet examen est de la plus haute utilité dans l'extraction supérieure; car l'opérateur, après la sortie du cristallin et la fermeture de l'œil, aurait pu tourner la tête pour demander quelque chose ou répondre à quelque question d'un des assistants, et il ne faut qu'une seconde pour que, pendant un défaut de surveillance, le malade ait ouvert l'œil et renversé le lambeau par la paupière supérieure. Or donc qu'on s'est

---

(1) On doit craindre l'engagement de la paupière supérieure entre le lambeau qu'elle renverse, lorsqu'on a opéré un œil plus ou moins saillant.

(2) Ces bandelettes, en taffetas d'Angleterre rose, ont dû être taillées d'avance et placées sur une assiette. Il en faut huit pour les deux yeux, quatre pour chaque œil, dont deux longues et deux courtes. Les longues ont 6 à 7 centimètres de long sur 7 à 8 millimètres de large. On fait deux courtes avec une longue.

bien assuré de la bonne coaptation du lambeau, on recommande au malade de tenir les yeux fermés pendant un quart-d'heure, sous peine de faire manquer le pansement, et on procède à ce dernier de la manière suivante :

On prend une bandelette longue par son extrémité, entre le pouce et l'index, en ayant soin que la face gommée regarde l'index. On la trempe dans l'eau tiède (1), et on l'applique verticalement au tiers interne de la paupière, en s'aidant, bien entendu, des deux mains. On colle d'abord l'extrémité inférieure, et on arrive graduellement de bas en haut sur la paupière supérieure, et c'est à cet endroit qu'il faut à peine appuyer. On termine vers le sourcil (2), que l'extrémité de la bandelette dépasse un peu. La deuxième bandelette longue est placée au tiers externe. Le milieu de chaque bandelette longue se trouve sur la commissure palpébrale. La première bandelette courte est placée en travers, au-dessous et à 5 millimètres du bord libre ; la deuxième courte, en travers sur la paupière supérieure. C'est cette dernière qui exige la plus grande précaution. Une fois les quatre bandelettes placées, et pendant qu'elles sont encore molles, on promène l'index dans tous les points où elles forment des godets, et par un grand nombre de petites pressions ménagées on parvient à les faire adhérer par leur surface entière. Alors, pendant les dix à quinze minutes environ qu'elles mettent à sécher, on s'occupe de ses instruments, on les trempe dans l'eau tiède et on les essuie.

J'ai l'habitude de me servir pour le second œil du même couteau, s'il a bien coupé et si je n'ai pas heurté son tranchant contre l'élévateur; il faut donc examiner la pointe et le tranchant sur le canepin. Il y a beaucoup plus d'avantage à se servir d'un bon couteau que

---

(1) Si l'eau était trop chaude, la bandelette ferait la papillote ou le tire-bouchon, et elle serait plus difficile à bien placer. Si l'eau était froide, les bandelettes seraient beaucoup plus longtemps à se coller.

(2) Si les sourcils sont garnis de poils très longs et gênant l'application des bandelettes, on les coupe (le mieux avant l'opération), en faisant la plus grande attention qu'aucuns débris ne restent adhérents dans les environs de l'œil, car un bout de poil qui entrerait dans l'œil serait une cause certaine d'une inflammation plus ou moins vive.

l'on vient d'éprouver que d'un neuf dont on ignore les qualités (1). Il est rare toutefois que je fasse plus de quatre opérations avec le même couteau; quelque bon qu'il soit, son tranchant s'émousse, et il ne finirait par ne plus couper la cornée qu'avec des efforts considérables, et en occasionnant des tiraillements douloureux du globe.

Soit qu'on se serve du même couteau ou d'un nouveau, on dispose tout comme au premier œil; et quand le quart-d'heure est écoulé et que l'on s'est assuré du dessèchement des bandelettes (2), on prend le malade par les mains, on lui recommande de porter la tête haut et en arrière, et on prie un des assistants, le plus fort, de passer derrière lui et de le soulever sous les bras. Le malade doit peu s'aider. On le met ainsi debout. On retire la petite chaise où il était assis, et on la met à la place de celle de l'opérateur, ou, suivant la largeur de la fenêtre, dans la position opposée, mais respectivement la même que pour l'œil gauche. On fait asseoir le malade en le soutenant, et toujours en le prévenant que le siége est bas. On procède alors à l'opération de l'œil droit. C'est absolument la même manœuvre que pour le gauche, si ce n'est que l'opérateur fait l'opération de la main gauche (3), et qu'en se servant de la

(1) Ainsi, quoiqu'on ait essayé sur le canepin plusieurs couteaux passant également bien, il est certain qu'ils diffèrent entre eux et que, dans la section d'une cornée, les uns seront doux et les autres rudes. Tous les praticiens qui font des saignées savent bien que certaines lancettes feront cinquante et soixante saignées et même plus sans douleur, tandis que d'autres (malgré la meilleure apparence) écorchent le bras du malade à un premier service.

(2) Quand la température est élevée naturellement ou artificiellement, l'adhérence des bandelettes est beaucoup plus rapide.

(3) Certains auteurs, entre autres Malgaigne (*Manuel de Médecine opératoire*), conseillent aux opérateurs qui ne sont pas ambidextres d'opérer l'œil droit en se mettant derrière la tête du malade et en se chargeant de la paupière supérieure. Quant à moi, je donnerai aux chirurgiens qui ne sont pas ambidextres, et qui voudraient faire de l'oculistique opératoire, le conseil de mettre aussi leur main droite au repos, et de laisser faire les opérations de cataracte, pupille artificielle et autres, aux chirurgiens maniant les instruments également bien des deux mains.

Il est vrai que les oculistes anglais opèrent l'œil droit avec la main droite en se mettant derrière le malade, mais ils opèrent aussi l'œil gauche avec la main gauche, et dans toutes les opérations oculaires se servent indifféremment et avec adresse des deux

main droite pour fixer l'œil, il doit faire la plus grande attention à ne pas appuyer sur l'œil gauche. L'aide supérieur doit prendre les mêmes précautions.

L'œil droit étant opéré, on procède au même pansement que pour le gauche, et on recommande de nouveau au malade de tenir les yeux fermés pendant un quart-d'heure. On retire la grande chaise de dessus les jambes du malade, et on lui permet de leur donner la position qui lui convient le mieux. Pendant que les bandelettes sèchent, on nettoie ses instruments, on les graisse avec du suif et on les remet dans la boîte. Le quart-d'heure passe sur ces entrefaites.

Lorsqu'on s'est bien assuré de la bonne occlusion des paupières, on met au malade un bonnet de coton, qu'on élargit préalablement avec le genou pour qu'il entre plus facilement (1). Ensuite, on prend la cravate de soie noire, qui doit être assez forte, lavée, repassée et pliée en cravate. On la place doucement sur les yeux, comme pour jouer à *colin-maillard*, c'est-à-dire qu'elle recouvre le nez et le front. On croise les chefs derrière la tête, on les ramène en avant; on en fait tenir un par un aide, et on coud l'autre au bonnet, et avec du fil blanc (2), au-dessus de l'oreille. On prend le premier chef des mains de l'aide, et on le coud aussi au-dessus de l'oreille correspondante. On ramène l'extrémité des chefs sur le dessus de la tête, et on les coud au bonnet, en y ramenant et y fixant le bout du bonnet, dont on

---

mains. Le patient est alors placé sur un lit, la face tournée vers une fenêtre haute; la tête du malade est mieux soutenue; l'opérateur a beaucoup plus de confiance en lui-même pour le maintien de la paupière supérieure (a) que nous n'en avons dans l'aide qui nous la relève. Mais ce moyen n'est applicable que dans un hôpital, car bien des logements auraient des dispositions qui ne permettraient pas le placement du lit et une bonne situation par rapport à la lumière.

(1) Si c'est une femme que l'on opère, il vaut mieux mettre le bonnet de coton avant l'opération, en ayant soin de ne pas laisser de peigne derrière la tête.

(2) Il me paraîtrait superflu d'expliquer que j'emploie du fil blanc pour mieux voir à le couper dans une demi-obscurité lors des pansements consécutifs, si un de mes confrères ne m'en avait pas demandé la raison.

(a) Le lecteur comprendra facilement que, dans cette position, l'opérateur ne peut se servir de la fourchette, et qu'il ne doit compter que sur ses doigts.

a coupé la houppe. On fait aussi un point derrière la tête. La cravate doit être très médiocrement serrée, pour ne pas comprimer les yeux ; il n'y a pas de danger qu'elle glisse en bas, le bout du nez lui servant de barrière.

Si, par une circonstance particulière, l'opération n'avait été faite que sur un œil, l'œil non opéré doit être aussi fermé par des bandelettes. Je me rappelle qu'il y a quelques années, au Havre, j'opérai une dame seulement de l'œil gauche. L'opération avait été terminée très heureusement et très exactement. Je pansai l'œil opéré ; mais une conversation engagée avec le médecin de la malade me fit oublier l'œil non opéré. J'appliquai aussi la cravate, et quand, un mois après, je revis mon opérée, je trouvai une hernie de l'iris, un déplacement de la pupille, et une fausse membrane envahissant la plus grande partie de la pupille. Cette dame, néanmoins, recouvra une vue passable ; mais elle eût été sans doute meilleure, si une distraction ne m'avait pas fait oublier l'œil opéré. Je suis persuadé qu'en laissant la liberté des mouvements à un œil non opéré, l'autre, quoique sous les bandelettes, exécute les mêmes mouvements, et que c'est une circonstance qui favorise l'écartement de la plaie et la procidence de l'iris.

La cravate étant fixée comme il vient d'être expliqué, on fait lever le malade avec les mêmes précautions qu'après l'opération du premier œil ; on le prend par les mains et on le conduit à côté de son lit, le dos tourné vers le milieu de la couche. On le fait déshabiller avec les plus grandes précautions, et en lui recommandant sans cesse de ne pas s'aider, et surtout de ne pas se baisser (1) pour retirer ses bas ou ses chaussures. Si quel-

(1) On ne saurait trop insister et trop répéter aux oreilles des malades cette recommandation, surtout chez certaines personnes âgées, qui mettent une espèce d'amour-propre à vouloir se déshabiller elles-mêmes. M. Guillotin, soixante-cinq ans, à Criquebeuf-la-Campagne (Eure), venait d'être opéré par moi de deux cataractes. Le pansement était fait et le malade près de son lit. Au moment de le déshabiller, et malgré mes recommandations, il se baissa pour vouloir défaire ses bas. Bien que je ne l'aie pas laissé faire et que je l'aie relevé aussitôt, le mouvement brusque d'abaissement qu'il avait fait détermina un écartement des plaies, et il sortit à travers les bandelettes une assez grande quantité d'hu-

ques vêtements étaient trop difficiles à ôter, il faudrait les élargir avec des ciseaux.

La plupart du temps, les lits sont trop élevés (1) pour que le malade puisse s'asseoir dessus, même en mettant un pied sur un tabouret. Quand c'est une femme d'un poids ordinaire, je l'enlève moi-même, comme après un accouchement, et je la place sur le lit. Mais si c'est un homme ou une femme d'un poids plus qu'ordinaire, je ne me risque pas à l'enlever tout seul, et je me fierais même peu à un des assistants plus fort que moi. Voici alors comment je m'y prends : je fais monter sur le lit un premier aide, qui se met debout ou à genoux au milieu du lit. Il prend le malade sous les aisselles, tandis que moi et un second aide le saisissons par les jarrets. Alors, par un effort d'ensemble, on enlève le malade sur le lit, ses fesses se trouvant placées juste entre les jambes du premier aide. Il n'y a plus alors qu'à le faire pivoter sur son derrière pour le placer convenablement. On lui met la tête haute ou basse, à sa volonté. On lui recommande alors de tâcher de dormir, de ne parler que pour demander ce dont il a besoin, de bien rester sur le dos, de ne point tousser, cracher, moucher, éternuer fort, ni faire aucun mouvement brusque capable de faire ouvrir la plaie des yeux. En cas d'envie de tousser et d'éternuer, il doit se retenir le plus possible et ne faire aucune violence. Pour moucher et cracher, il ne doit que s'essuyer le nez et la bouche. Il ne doit pas priser (2) ni

meur vitrée, qui s'écoulait sur les joues et jusqu'au menton du malade. Il en résulta deux hernies supérieures des iris et deux pupilles irrégulières avec fausses membranes les obstruant incomplétement. M. Guillotin recouvra néanmoins une vue encore assez satisfaisante pour faire son état (marchand de laines), et même lire et écrire. Mais il eût obtenu une vue plus nette sans son imprudence.

(1) Les lits que j'ai fait faire pour mon hôpital ophthalmique ne sont pas plus hauts qu'une chaise, de sorte que le malade, amené au bord, s'asseoit dessus sans effort. Il ne reste plus qu'à le faire pivoter.

(2) L'usage du tabac à priser, dans la position horizontale que doit garder le malade, ferait que des grains de tabac tomberaient dans l'arrière-gorge et pourraient déterminer des vomissements très nuisibles à l'opération. M. Desmares, dans son ouvrage, cite un fait de ce genre, qui pouvait avoir les suites les plus fâcheuses pour le malade et les plus déplorables pour l'opérateur. En effet, le malade atteint de vomissements continuels, s'était ima-

fumer (1). Chez les malades susceptibles de faire des rêves pendant lesquels ils exécutent des mouvements dont ils n'ont pas conscience, M. Desmares a eu l'idée d'attacher chaque poignet à l'extrémité d'un ruban qui traverse ainsi le haut des cuisses. On lui donne une longueur suffisante pour que, à l'état de veille, une main placée sur la poitrine, l'autre main puisse atteindre la figure. A l'état de sommeil, au contraire, les deux mains sont placées à côté du corps ; si le malade, dans son rêve, essaie de porter une main à la face, il est arrêté dans sa course. Cette résistance le réveille, et il revient bientôt au souvenir et au sentiment de sa position d'opéré.

Eh bien ! je crois que ce moyen n'est pas encore suffisant chez quelques opérés, surtout très âgés, dont les facultés mentales commencent à s'affaiblir. La mère Marais, âgée de quatre-vingt-huit ans, aveugle depuis plusieurs années, avait été opérée par moi à l'hôpital Saint-Vincent. J'employai les rubans de M. Desmares, ce qui n'empêcha pas cette bonne femme de s'arracher les bandelettes de l'œil droit au bout de quelques jours, et d'appuyer dessus de manière à rompre la cicatrice. Le lambeau suppura et l'œil fut perdu. Heureusement que le succès fut complet sur l'œil gauche, puisque cette femme, malgré son âge, lit facilement.

J'ai donc pensé à un autre système, que je compte mettre en pratique à la prochaine occasion. Il consisterait à attacher un ruban à chaque pied par le moyen d'une simple chaussette. L'extrémité supérieure du ruban serait garnie d'un bracelet en caoutchouc, facile à introduire et à retirer du poignet. On donnerait au ruban une longueur suffisante pour que la main pût arriver jusqu'au cou, et lorsque le malade aurait besoin de s'essuyer le nez et la bouche, il retirerait le bracelet avec la plus grande facilité. Mais si on avait affaire à des bonnes gens comme la mère Marais, il serait peut-être plus prudent de fixer le bracelet d'une manière inamovible.

---

giné que l'on faisait des expériences sur lui, et il avait caché sous ses couvertures un couteau pour assassiner celui qui lui avait rendu gratuitement la vue. Heureusement que M. Desmares put lui arracher le couteau des mains avant qu'il mît à exécution son coupable projet. Il lui fit voir les grains de tabac parsemés dans les matières vomies et le renvoya de sa clinique.

(1) La fumée de tabac s'introduirait nécessairement en dessous de la cravate et pourrait irriter les yeux.

Mais laissons le malade dormir quelques heures, pour passer à d'autres considérations, et quand nous serons arrivés au traitement consécutif, nous le retrouverons dans la même position.

CHAP. VIII. — OPÉRATION SANS ÉLÉVATEUR ET AVEC LA FOURCHETTE.

J'ai déjà dit (page 27) que si on avait toujours un aide dont on fût sûr, l'opération serait beaucoup plus facile à faire sans élévateur. Si on adopte ce moyen, voici comment l'aide doit s'y prendre : il commence par appliquer la pulpe du médius et de l'index (1) sur le sourcil du malade, puis il les fait cheminer l'un après l'autre, et par tout petits pas (si je puis m'exprimer ainsi), en attirant toujours en haut la peau de la paupière, et quand il est arrivé au bord tarsien, avec la pulpe du médius ou de l'index indifféremment, qu'il applique sur l'arête du tarse, il remonte la paupière, qu'il appuie de bas en haut contre l'arcade orbitaire, en ayant soin de ne pas comprimer le globe (2).

Tous les temps de l'opération sont les mêmes ; mais lorsqu'on arrive au moment de terminer la section, on recommande à l'aide la plus grande attention pour ne pas comprimer l'œil.

Si, après la section de la cornée, l'aide a conservé une bonne position, on passe de suite à la division de la capsule et à l'extraction de la lentille. Alors il laisse glisser tout doucement la paupière, tout en la retenant un peu par en haut (vers le sourcil), afin qu'en s'abaissant, son bord libre s'écarte un peu de la cornée et ne s'engage pas dans la plaie.

Si, au contraire, on s'aperçoit que l'aide a perdu du

---

(1) Nous avons dit (page 31) que les doigts glissaient moins quand on les avait frottés sur le pavé ou sur une muraille couverte de poussière.

(2) Il y a des aides qui ne peuvent jamais arriver au résultat désiré. A. Ils laissent glisser et retomber la paupière aussitôt qu'elle est saisie. B. Ils la maintiennent assez bien pour commencer; mais quand l'opérateur ou le second aide abaisse la paupière inférieure, ils ne peuvent résister à cette traction, et le glissement de la paupière supérieure a encore lieu. C. Ils ne peuvent retenir la paupière qu'en comprimant plus ou moins le globe. Il n'y a pas d'autre ressource que de les armer d'un élévateur.

terrain, ou qu'il ne peut conserver sa position qu'en comprimant le globe, il faut lui dire de lâcher la paupière comme il vient d'être dit. Alors l'opérateur fait abaisser la paupière inférieure par un des aides, tandis qu'avec son pouce gauche il relève lui-même la paupière supérieure, et procède ainsi à la division de la capsule de la main droite. Mais pour cela il faut admettre que le malade portera facilement son œil en bas, sans quoi il faudrait placer l'élévateur et refixer le globe avec une pince ou mon abaisseur-érigne (fig. A), comme il sera montré plus loin. (Chapitre 13.)

CHAP. IX. — OPÉRATION AVEC OU SANS ÉLÉVATEUR ET SANS INSTRUMENT FIXATEUR DU GLOBE.

Un seul aide suffit. La paupière étant relevée par l'élévateur ou les doigts de l'aide, l'opérateur abaisse la paupière inférieure en enfourchant, pour ainsi dire, le globe entre le médius et l'index. Le premier doit être porté profondément dans l'angle interne, pour empêcher l'œil de fuir dans cet angle. Une pression médiocre n'est pas à craindre, tant que le lambeau n'est pas encore prêt d'être terminé. Si la paupière supérieure est fixée par le doigt de l'aide, dont la pulpe empêche l'œil de remonter, rien de plus facile que d'amener et de maintenir la cornée au milieu de l'orbite. Mais si l'aide se sert d'un élévateur, l'œil n'est plus arrêté en haut, et chez certains malades il se cache plus ou moins sous l'arcade, et ce n'est que par divers commandements au malade de regarder en bas qu'on arrive à mettre la cornée dans une place convenable pour faire la ponction. Dès que le globe est dans une position propice à l'entrée du couteau, il n'y a pas de temps à perdre, car peu de malades le gardent immobile quelques secondes. Il m'est arrivé plusieurs fois de suivre l'œil dans ses mouvements avec la pointe du couteau que je pointais, à l'endroit d'élection, par un petit coup sec et retenu en même temps. Aussitôt que la pointe du couteau est fixée dans la cornée, on est maître de l'œil et on peut l'empêcher de remonter, tout en continuant l'opération. Il suffit, pendant que le couteau marche, de peser un peu en bas avec le dos de la lame. Le reste de l'opération se fait comme il a été indiqué plus haut; et quand on est pour terminer la section, on a bien soin de ne plus faire la moindre pression avec le doigt médius.

C'est un grand avantage pour l'opérateur d'avoir les doigts grêles, ce qui lui permet de faire pénétrer le médius très profondément dans le grand angle. Mais quelque menus qu'on ait les doigts, et quelque agilité qu'ils possèdent, il existe des yeux plus ou moins enfoncés, qui glissent sous la pulpe du médius ; la cornée se cache dans l'angle interne avant que la contre-ponction soit faite ; il faut la faire au hasard, ramener la cornée au milieu de l'orbite, en portant le manche du couteau en arrière. Toutes ces manœuvres ont des inconvénients qui n'existent pas lorsqu'on se sert de la pique ou de la fourchette (1).

CHAP. X. — OPÉRATION AVEC UN ABAISSEUR.

C'est un mauvais moyen. Je m'en suis cependant servi quelquefois, quand je n'avais qu'un aide pour me relever la paupière supérieure d'une main et m'abaisser de l'autre la paupière inférieure. Il arrivait assez souvent que, si le manche de l'abaisseur n'était pas éloigné de la joue (2), la traction était trop forte, le tarse basculait en arrière de l'abaisseur, et que la paupière se relevait tout-à-coup. C'est un petit inconvénient, il est vrai, quand on fait la kératomie supérieure ; car, quoique la paupière inférieure, dans cette circonstance, cache la moitié ou les trois quarts de la cornée, ceci n'empêche pas un opérateur habile de terminer heureusement l'opération (3).

---

(1) Le seul reproche qu'on peut faire à cet instrument, c'est d'augmenter la douleur de l'opération et de donner lieu quelquefois à une petite hémorrhagie. Mais qu'est-ce qu'un peu plus de douleur quand il s'agit de la plus grande sûreté d'une opération susceptible de rendre la vue à un aveugle ? Qu'est-ce qu'une hémorrhagie de quelques gouttes, qui n'a que l'inconvénient, si le sang pénètre dans la chambre antérieure, de rendre la pupille invisible, obstacle peu redoutable pour un opérateur exercé ? (Chapitre 13.)

(2) C'est chose assez difficile pour l'aide que de tenir le manche de l'abaisseur éloigné de la joue, parce qu'alors il ne peut prendre un point d'appui sur la joue du malade qu'avec le petit doigt, ce qui rend sa main tremblante.

(3) Soit que l'aide tienne la paupière inférieure avec un abaisseur ou avec un doigt, il faut qu'il fasse faire à son bras une anse descendante, afin de ne point gêner l'opérateur.

CHAP. XI. — SOINS CONSÉCUTIFS.

Retournons à présent vers notre malade, que nous avons laissé dans son lit. (Page 45.)

Pendant les six ou huit premiers jours, le malade garde le lit et reste couché sur le dos, la tête haute ou basse, à sa volonté. Il ne doit tousser, cracher, moucher, éternuer fort, ni faire aucun mouvement brusque capable de faire ouvrir la plaie des yeux. En cas d'envie de tousser et d'éternuer, il doit se retenir le plus possible et ne faire aucune violence ; pour moucher et cracher, ne faire que s'essuyer le nez et la bouche. Il ne faut pas priser ni fumer. Pendant les huit premiers jours, il ne faut parler que pour demander ce dont on a besoin, et ne recevoir aucune visite. Pendant ces huit premiers jours, on fait manger le malade. — Au bout de huit jours, il peut se lever tous les jours autant qu'il veut et rester sur une chaise ou fauteuil, le dos tourné au jour et dans une demi-obscurité ; mais jusqu'à la guérison complète, six à huit semaiues, quand il est couché, rester toujours sur le dos.

Au huitième jour, le malade peut manger tout seul, et recevoir quelques amis et leur parler, s'il ne souffre pas.

Pendant les quatorze ou quinze premiers jours, le malade ne mange que des aliments mous, soupes, bouillons, laitage, purées, œufs clairs, fruits cuits, crêmes, etc. Il mange à sa faim. Au quinzième jour, il commence les aliments solides. Il peut boire de la petite boisson, petite bière, eau rougie, eau et lait, eau de groseilles, limonades, etc.

Pendant les huit premiers jours, il fait ses besoins à l'aide d'un bassin. Quand il commence à se lever, il peut aller sur une chaise percée.

Pendant les quatorze ou quinze premiers jours, on donne tous les matins au malade 10 à 30 grammes (suivant effet) de sulfate de soude dans une tasse de bouillon au veau ou à l'oseille. La quantité est réglée sur les selles obtenues ; une seule selle facile suffit. Quand le malade va librement, on n'a même pas besoin d'en donner. En cas de douleurs oculaires, d'insomnie ou d'agitation, le médecin a recours aux préparations opiacées : ainsi, 10 gouttes de laudanum de Sydenham dans un verre d'eau, d'heure en heure, jusqu'à production de sommeil, le soir.

A partir du douzième ou quinzième jour (levée du dernier appareil), on introduit matin et soir dans les yeux, avec une plume ou un bout de papier roulé, une goutte du collyre :

Eau distillée. . . . . 5 grammes.
Sulfate d'atropine. . . 5 centigrammes.

Tous les matins on donne dans une petite cuillerée de miel 10 centigrammes calomélas ; mais on cesse ce médicament en cas de salivation, de stomatite, ou de diarrhée abondante.

Le collyre d'atropine doit être continué jusqu'à ce qu'il n'y ait plus aucune inflammation.

Levée et renouvellement de l'appareil.

Du cinquième au septième jour on lève l'appareil, et on en réapplique un nouveau. On fait asseoir le malade à un jour très faible (1)! (juste ce qu'il faut pour voir à couper les fils qui sont blancs, comme je l'ai dit, et faciles à voir). On coupe les fils avec précaution, on ramène les deux chefs de la cravate en avant, sans opérer aucune traction, et on les soutiendra de la main gauche, le plein de la cravate adhérant fortement aux yeux. Le malade se tient ou se fait tenir sous le menton un plat à barbe à moitié rempli d'eau tiède (2). Avec une éponge ou un morceau de linge, on laisse tomber l'eau par filet de 15 ou 20 centimètres de hauteur sur le front du malade, de manière que l'eau coule entre les yeux et la cravate pour retomber dans le plat. On recommande toujours au malade de porter la tête en arrière, parce que, pour éviter l'entrée de l'eau dans le nez et la bouche, il a toujours une tendance à baisser la tête, et, dans cette dernière position, la plus grande partie de l'eau épongée tomberait sur la cravate ou en avant, au

---

(1) Il faut généralement tourner le dos du malade à la croisée entr'ouverte qui donne le jour.

(2) Le plat à barbe est d'une grande commodité, à cause de son échancrure qui emboite le cou. Avec une cuvette ou autre vase, une grande partie de l'eau employée coulerait jusque sur le ventre du malade et lui mouillerait les vêtements jusqu'à sa chemise, ce qui nécessiterait un change complet de linge.

lieu de tomber entre elle et le front. On peut, pour éviter de lui répéter la même chose, lui faire tenir la tête en arrière par un aide. L'eau est changée autant de fois qu'elle refroidit. Il faut généralement de quinze à vingt-cinq minutes de lotions pour que la cravate se détache toute seule. On regarde alors combien il y a de bandelettes adhérentes à la cravate. Si elles y sont toutes, il n'y en a plus par conséquent sur les yeux. S'il y en a, par exemple, cinq, il en resterait trois réparties sur un seul œil ou sur les deux yeux. On donne la cravate à une personne de la maison, qui la lave à l'eau chaude et la fait sécher de suite avec un fer. Pendant ce temps, on enlève avec précaution les bandelettes qui restent aux yeux, en les imbibant encore d'eau tiède si cela est nécessaire. On lave doucement les yeux sans appuyer, et on les essuie très doucement. On engage alors le malade à les ouvrir, et on lui montre quelques gros objets, assiette, flambeau, montre, etc..... J'ai l'habitude ce jour-là de n'examiner les yeux que très superficiellement et à un jour très faible, surtout si le malade voit bien. Si au contraire le malade ne voyait pas d'un œil ou des deux yeux, je regarderais à un jour plus fort et avec plus de soin, pour découvrir la cause de la cécité. On engage alors le malade à refermer les yeux. On applique de nouvelles bandelettes, en le prévenant souvent de garder les yeux fermés pendant un quart-d'heure. Pendant ce quart-d'heure, on fait peigner le malade avec précaution, on lui remet un autre bonnet, et quand les bandelettes sont sèches, on remet la cravate comme la première fois, sans trop la serrer, en la fixant avec du fil blanc. Il faut faire la plus grande attention à ne pas heurter les yeux avec les doigts.

Six à sept jours plus tard, c'est-à-dire douze à treize jours après l'opération, on enlève l'appareil définitivement. On lave les yeux du malade jusqu'à ce qu'il les ouvre, et on lui montre différents objets, mais à un jour très obscur, toujours le dos tourné à la croisée. On le fait peigner, prendre un nouveau bonnet, et on lui remet une autre cravate, ou la même qu'on a fait laver, que l'on fixe par un simple nœud derrière la tête; car, à partir de ce moment, on ne met plus de bandelettes, et le malade commence à regarder au-dessous de sa cravate, toujours dans une demi-obscurité. C'est aussi le malade lui-même qui retire sa cravate matin et soir pour se laver lui-même les yeux à l'eau tiède avec beaucoup de douceur.

En cas de gêne par les bandelettes, de sécrétions muqueuses ou purulentes, etc., etc., il n'y a aucun inconvénient à renouveler l'appareil une ou deux fois pendant les six ou huit derniers jours. Mais presque jamais on ne doit renouveler le premier appareil avant le cinquième jour (1).

CHAP. XII. — DIFFICULTÉS QUI PEUVENT SE PRÉSENTER AVANT ET PENDANT L'OPÉRATION.

A. Yeux très enfoncés.

Il est toujours possible de mener l'extraction à bonne fin en se servant de ma fourchette ou de la pique Pamard, et en ayant soin de choisir un couteau à lame courte. (Page 18, observation Thierry).

B. Défaut ou absence de chambre antérieure.

La difficulté serait très grande si on opérait sans dilater la pupille (2). Mais l'action de la belladone ou de

(1) Je vais dire tout de suite pourquoi je ne lève pas le premier appareil avant le cinquième jour. C'est que je pense que si le malade ouvrait les yeux avant que la plaie soit encore assez solidement réunie, il pourrait arriver que le passage subit de l'obscurité à un jour même faible lui fit contracter les muscles orbiculaires assez énergiquement pour amener un décollement de la cicatrice commençante. On aurait alors une réunion de la plaie par seconde intention, accident assez sérieux dans l'extraction inférieure, mais très redoutable dans l'extraction supérieure, comme nous le verrons plus loin. (Chapitres 14 et 19.)

Quant à la hernie probable d'un ou des deux iris, on verra plus loin (chapitre 14) ce que j'en pense. Ma pratique personnelle me permet, toutefois, d'affirmer que cet accident est beaucoup moins redoutable que ne le disent les partisans de l'ouverture et de l'examen des yeux dès le lendemain de l'opération.

(2) M. Mackensie prétend qu'il est inutile de dilater la pupille avant l'opération, parce qu'elle se contracte aussitôt le couteau entré dans la chambre antérieure. J'avoue que j'ai été extrêmement surpris de cette opinion sous la plume d'un oculiste aussi distingué et d'un praticien aussi consommé. Quant à moi, j'affirme que si l'iris n'est pas piqué par le couteau, ce dernier arrive et dépasse la contre-ponction avant que la pupille se contracte. Bien plus, si l'opération a été faite lestement, légèrement et sans effort, la pupille conserve encore une demi-dilatation au moment de l'inci-

l'atropine, en produisant la dilatation pupillaire, fait en même temps que le bord pupillaire de l'iris se replie en arrière, en augmentant ainsi la chambre antérieure. Je n'ai jamais trouvé de cas où l'opération fût très difficile. Cependant, si cette circonstance se présentait et qu'aussitôt la pointe du couteau entrée dans la cornée elle pénétrât en même temps dans l'iris, il faudrait le retirer et en introduire un autre boutonné, pour terminer l'opération de la manière que je vais indiquer plus loin. (Chap. 13. Voir aussi page 18, observation Thierry.)

C. Synéchie antérieure (1).

Je ne me souviens pas avoir jamais rencontré cette complication pour une opération de cataracte. Cependant, comme elle peut se présenter, voici les deux moyens que je proposerais de mettre en usage: 1° faire l'opération comme s'il n'y avait pas de synéchie, mais avoir soin de faire passer le tranchant du couteau en dessous de la synéchie, et poursuivre l'opération jusqu'à la fin: la synéchie se trouverait ainsi coupée; 2° si on éprouvait de la difficulté à passer le tranchant en dessous de la synéchie et que la pénétration de la pointe du couteau fût imminente, je retirerais le couteau et je romprais l'adhérence avec un petit crochet mousse, une petite spatule, ou même un petit couteau arrondi; ensuite j'introduirais le couteau à cataracte boutonné pour terminer l'opération, comme je vais le dire plus loin. (Chap. 13).

D. Synéchie postérieure.

S'il n'y a qu'une ou deux synéchies et que la pupille

---

sion de la capsule, ce qui est d'un avantage incontestable sur lequel je n'ai pas besoin d'insister. Il m'est arrivé bien des fois après l'opération complétement terminée, et je l'ai fait remarquer à bien des confrères, que la pupille (bien ronde et bien centrale) présentait encore une dilatation du double de l'état normal. Je dis *bien ronde et bien centrale*, afin que le lecteur soit convaincu qu'il n'y avait dans cette circonstance aucune perte de substance de l'iris, accident où la pupille est d'autant plus grande que le morceau d'iris emporté est lui-même plus étendu, mais aussi où la pupille a la forme d'un fer à cheval.

(1) Je n'entends pas parler ici d'une forte synéchie avec leucoma, ce qui nécessite presque toujours une opération de pupille artificielle. Je veux parler d'une simple adhérence d'un point du bord pupillaire de l'iris à la cornée, avec une petite opacité de cette dernière, ne dépassant point la largeur d'une tête d'épingle.

se dilate bien aux autres points, on peut encore espérer que l'on terminera heureusement l'opération. 1° Il peut arriver qu'après l'incision de la capsule le cristallin sorte facilement, sans même que la synéchie soit rompue. Quelques débris de la capsule se recoquillent et adhèrent encore à la petite circonférence de l'iris. Ces débris se résorbent peu à peu la plupart du temps. Cependant il peut arriver, à plus forte raison ici, ce qu'il arrive quelquefois après une opération simple : c'est que les débris de la capsule constituent les éléments d'une fausse cataracte secondaire nécessitant une opération ultérieure; 2° si le cristallin ne sort pas, on va le chercher avec la curette, comme je le démontrerai. (Chap. 13.)

Mais s'il y avait synéchies multiples ou synéchie complète avec épaississement de la capsule, il faut renoncer à l'extraction supérieure, puisque dans cette circonstance il faut faire une pupille artificielle, et que ce serait fort difficile par en haut. C'est ici la place de l'observation suivante :

M. Richomme, propriétaire à Amfreville-sur-Iton (Eure), âgé de soixante ans, était venu me consulter il y a cinq à six ans. Il était aveugle depuis dix ans, à la suite de plusieurs attaques d'ophthalmies internes, me dit-t-il. En effet, l'œil gauche était complétement amaurotique; il n'y avait aucune sensation des ombres ni de phosphênes; quelques lacunes transparentes se remarquaient dans la pupille. Il n'y avait rien à tenter sur cet œil.

L'œil droit avait la perception des ombres et des phosphênes, à un faible degré, il est vrai, mais c'était certain, et là on pouvait affirmer que l'amaurose n'était qu'incomplète. La pupille, très étroite, était obstruée par une fausse membrane d'un blanc jaunâtre, paraissant épaisse; la synéchie postérieure était totale, et l'atropine, même à haute dose et longtemps continuée, ne produisit jamais la moindre dilatation.

Je déclarai à M. Richomme que l'œil gauche était incurable et que l'on pouvait tenter plusieurs opérations sur le droit, mais avec très peu d'espoir de succès. J'avais l'intention à cette époque de perforer et de vriller par la cornée plusieurs fois la fausse membrane et le cristallin, dans le but de faire fondre ce dernier et d'obtenir une ouverture artificielle dans le centre même de la fausse membrane, et finalement de faire une pupille artificielle plus tard, si je ne pouvais qu'obtenir la résorption du cristallin. Aurais-je réussi? Dieu le sait! Mais comme mon client ne vint pas se faire opérer à Rouen, comme il l'avait promis, je l'avais oublié, quand en mai 1858 je reçus une lettre de son médecin, M. le docteur Crevel, qui me priait de venir l'opérer le plus tôt possible. Je répondis que ma mémoire ne me laissait qu'un souvenir confus du diagnostic, et que je ne pouvais me déplacer pour faire une opération sans savoir si elle était praticable. M. Richomme revint me consulter et je trouvai ses yeux avec le diagnostic ci-dessus. Il y avait plus de dix ans qu'il était aveugle, et puisqu'il ne pouvait être pis, il ne reculait plus devant les opérations. Mais comme on va le voir, une seule séance suffit. J'avais lu quelque temps auparavant, dans la dernière édition de M. Desmares (tome 3, page 332), une observation semblable. Je suivis exactement les conseils de cet habile opérateur, et j'eus le bonheur de rendre la vue à mon malade.

Je me rendis donc chez M. Richomme avec mon confrère Crevel. Une table longue sur laquelle on posa un matelas fut placée à côté de la croisée. Entre cette dernière et la table on laissa un espace de 70 centimètres pour circuler autour. Le patient se coucha sur ce lit improvisé. Mon confrère fut chargé de maintenir la paupière supérieure avec le doigt. Ayant abaissé moi-même de la main droite la paupière inférieure, je pris de la main gauche un couteau à cataracte, et je taillai le lambeau inférieur en évitant l'iris, quoiqu'il touchât presque la cornée (1). J'introduisis ensuite la pince à pupille artificielle de M. Desmares; mais l'iris était tellement tendu, que je n'en pus saisir qu'une trop faible portion. Je m'emparai alors de la pince à double crochet de Reisinger, je l'introduisis fermée; arrivé au-dessus du bord pupillaire, j'écartai les branches et harponnai ainsi l'iris, dont j'amenai en dehors un lambeau que j'excisai. Mais l'iris était si tendu et doublé d'une fausse membrane si résistante

---

(1) Il y avait pour ainsi dire absence de chambre antérieure, et l'iris était si près de la cornée, que je n'espérais pas passer le couteau sans l'embrocher. Cet accident serait arrivé indubitablement dans un cas où la pupille eût été libre; mais la synéchie postérieure complète empêcha l'iris de se porter en avant, cette membrane étant tendue dans cette circonstance comme la peau d'un tambour.

que ce lambeau n'était pas assez large. Le sang alors remplissait le globe. Je réintroduisis plusieurs fois la pince à tâtons; je repris encore celle de M. Desmares et j'amenai ainsi quelques fragments d'iris. Jugeant alors que l'ouverture était assez large, j'établis une légère pression que j'augmentai peu à peu, mais sans aucun résultat. Rien ne venait. J'introduisis alors un simple crochet à pupille artificielle jusque sur la fausse membrane et le cristallin, et fis ainsi des efforts persévérants pour le détacher, mais toujours sans voir, étant masqué par le sang. J'appuyai de nouveau avec le pouce gauche en haut et le pouce droit en bas sur le globe; mais la plaie cornéenne s'écartait seule, et le cristallin ne se présentait pas. Enfin, je risquai tout; j'appuyai tellement fort, que je m'attendais à voir sortir instantanément le cristallin et tout le corps vitré. Heureusement il n'en fut pas ainsi. Après une pression très énergique et de plus de cinq minutes, le cristallin s'engagea; je modérai alors la pression, et il sortit tout seul. Pas un atome d'humeur vitrée ne s'écoula. Le sang qui remplissait la chambre antérieure sortit avant et avec le cristallin, de sorte que la pupille artificielle que j'avais faite était assez nette et que le malade put reconnaître à l'instant quelques objets.

Cette opération laborieuse dura près d'une demi-heure en plusieurs reprises; mais toujours est-il que le malade, soit qu'il souffrît peu, soit qu'il fût très courageux, ne manifesta aucune douleur et ne fit entendre aucune plainte. Il plaisanta même pendant et après l'opération. Le pansement fut fait par les bandelettes, comme pour l'extraction supérieure. Il n'y eut aucune inflammation consécutive, et quinze jours ensuite, à la levée du dernier appareil, l'œil était transparent, et la pupille artificielle bien nette. (La pupille normale, qui ne faisait qu'une avec la précédente, était restée opaque.) La vision était médiocre, puisqu'il y avait amaurose incomplète; mais M. Richomme pouvait se conduire seul dans ses propriétés et ses bâtiments. Depuis sa vue a encore gagné.

E. Etroitesse des paupières.

Je n'ai jamais rencontré un cas de ce genre assez prononcé pour s'opposer à l'exécution de l'opération. Mais s'il s'en présentait un dans ma pratique, je n'hésiterais pas à agrandir l'ouverture palpébrale à la commissure externe. Cette simple incision ne pourrait porter préjudice au succès de l'opération, et mieux vaudrait agir ainsi que de compromettre la vue du malade par un abaissement ou autre méthode plus ou moins défectueuse.

F. Présence du cristallin dans la chambre antérieure.

Cet accident, qui est rare, ne gêne en rien pour l'opération. Seulement, il faut aller très doucement pour finir la section, qui, aussitôt faite, laisse passer le cristallin. M. de Courval, âgé de soixante-dix-huit ans, à Corneville (Eure), était atteint de deux cataractes, quand tout-à-coup, dans une vive émotion, la cataracte droite passe brusquement dans la chambre antérieure. Le malade vint me trouver de suite. L'œil était rouge et douloureux, et l'opération fut décidée pour dans quelques jours. La vue fut très bonne des deux côtés.

G. Luxation du cristallin à cheval sur l'iris.

En voici une observation que je prends à la page 59 de ma brochure sur *la Cataracte*, 2ᵉ édition :

« M. Pellandin, âgé de dix-huit ans, à Canteleu, borgne de naissance (cataracte congéniale et amaurose à l'œil gauche), vient me consulter pour une vive inflammation avec douleurs violentes dans son œil gauche, survenue tout-à-coup, depuis un jour. Je trouve la cataracte passée dans la chambre antérieure. J'aurais pratiqué immédiatement l'extraction, mais ce jeune marin partait dans quatre jours pour un voyage au long-cours. Je prescris alors un traitement fondant et calmant. Le surlendemain, je suis tout étonné de le voir revenir parfaitement guéri. Le cristallin était passé derrière l'iris, comme dans un abaissement bien fait ; il n'y avait plus ni rougeur ni douleur ; la pupille était nette, mais la vision nulle, puisqu'il y avait amaurose. Il n'y avait plus rien à faire, et le jeune homme partit enchanté. Mais, un an après, il revient me trouver ; la cararacte est restée à cheval sur l'iris, enclavée dans la pupille depuis deux mois, avec douleurs vives et permanentes, et après plusieurs accidents semblables au premier, pour leur terminaison. Il désire être débarrassé de ses souffrances et aussi de cette *tache blanche* qu'il craint être avec une raison une cause de refus pour la marine de l'Etat, où il veut entrer. Je pratiquai l'opération par kératomie supérieure. La cataracte était tellement pressée par l'iris, qu'elle ne sortit pas en comprimant le globe, et qu'il fallut l'extraire avec de petites pinces. Je vis alors qu'elle était de consistance pierreuse avec une rainure annulaire au milieu, résultat de la pression permanente de la pupille. L'opération fut suivie de succès; l'œil acquit une transparence qu'il n'avait jamais eue, et ce ne fut plus un obstacle à la réception de M. Pellandin dans la marine de l'Etat. »

CHAP. XIII. — ACCIDENTS QUI PEUVENT SURVENIR PENDANT L'OPÉRATION.

A. Glissement et chute de la paupière supérieure.

Disons tout de suite qu'avec l'élévateur de Pellier, cet accident ne peut pas arriver. Mais il y a quelques mois, comme je l'ai déjà dit (page 28), un élévateur plus large, mais à crochet moins long, comme on les fait à présent, et terminé par une plaque d'ivoire, fut confié à un confrère qui m'aide souvent. Je venais de faire la contre-ponction, quand le tarse bascula et glissa derrière l'élévateur. La paupière tomba sur le couteau. Heureusement que mon aide eut l'habileté de relever la paupière avec le doigt sans comprimer le globe, et je pus bien terminer l'opération. Il est certain que, si j'opérais habituellement sans élévateur, cet accident m'arriverait quelquefois. Ainsi, tout dernièrement, à l'hôpital ophthalmique, j'avais à opérer une femme dont les yeux étaient assez saillants (sans cependant que leur saillie fût assez prononcée pour compromettre une extraction). L'opération, dans cette condition, devait être facile. Je voulus me passer d'élévateur pour éviter à la malade la gêne occasionnée par cet instrument. L'aide que j'avais ce jour-là m'était connu pour son adresse depuis quinze ans; néanmoins, quand j'eus passé un peu la contre-ponction, une contraction de l'orbiculaire fit glisser la paupière, qui retomba sur le couteau. Nous essayâmes en vain d'y passer l'élévateur, et ce ne fut qu'avec deux doigts (un de chaque main) que l'aide put me relever suffisamment la paupière pour que je pusse terminer l'opération. Ce dernier accident m'a fait faire une remarque : c'est que si l'aide n'a pas pu introduire l'élévateur, il eût été très facile d'introduire un simple crochet mousse à l'angle externe. Ce crochet, une fois introduit, aurait été conduit au milieu de la paupière, et s'il n'avait pas soulevé cette dernière suffisamment, il aurait pu, du moins, l'écarter du globe et permettre l'entrée de l'élévateur. Le crochet aurait été alors retiré pour laisser l'élévateur seul, et l'opération eût été continuée comme si rien ne fût arrivé. La minute environ qui se serait écoulée pendant cette manœuvre n'eût porté aucun préjudice à l'opération; car la contre-ponction étant dépassée, on est complétement maître de l'œil, que l'on peut tenir ainsi embroché sans qu'il fasse le moindre mouvement.

B. Piqûre de la cornée trop près ou trop loin de sa circonférence.

Cet accident, qui n'en est pour ainsi dire pas un, peut toujours être évité ; c'est, du moins, ce qui a toujours eu lieu dans ma pratique. 1° Cela ne peut jamais arriver en se servant de la fourchette fixatrice, puisque, l'œil étant immobile, on peut toujours enfoncer la pointe du couteau à l'endroit d'élection (à 1 millimètre de la sclérotique) ; 2° si on opère sans fixateur, on est obligé, chez certains malades où le globe oculaire remue toujours malgré les doigts, de suivre, avec la pointe du couteau, les mouvements de la cornée, et de profiter d'un instant favorable pour planter la pointe du couteau. Mais dans ce temps de l'opération (pointement de la cornée), il faut seulement fixer la pointe dans la cornée sans la traverser, et si on n'est pas au point convenable, on retire le couteau, et on tâche, en le repiquant de nouveau, d'être plus adroit ou plus heureux.

Supposons, toutefois, que le couteau aurait pénétré dans la chambre antérieure : il est certain que si on le retire, l'humeur aqueuse va s'écouler au dehors, et qu'on ne pourra plus réintroduire le couteau, vu que l'iris ira nécessairement se mettre au-devant et se trouverait embroché ! Dans ce défaut de bonne position, il y a des nuances.

B'. *La pointe est engagée trop près de la sclérotique, ou*

juste à son union. Dans ce cas, il faudrait continuer l'opération en portant un peu en arrière le dos du couteau, de sorte que le tranchant, porté un peu en avant, pourrait encore faire et terminer la section à l'union cornéo-scléroticale.

B². *La pointe est engagée à moins de 3 millimètres du bord cornéen*. L'opération devra être continuée en portant le dos du couteau en avant, de manière que le tranchant, porté en arrière, taille le lambeau jusque dans la conjonctive et le fasse ainsi plus grand qu'il n'eût été.

B³. *La pointe est engagée à plus de 3 millimètres du bord cornéen*. Il est indispensable de retirer le couteau. Dans ce cas, on ferait une nouvelle ponction à la cornée à l'endroit d'élection, puis on introduirait un autre couteau, boutonné, pour finir l'opération comme je vais le démontrer bientôt (Par. D.)

C. Piqûre de la cornée trop haut ou trop bas (au-dessus ou au-dessous de son diamètre transversal).

Dans le premier cas, on conduit le couteau pour faire la contre-ponction un peu au-dessous du diamètre transversal, de manière à obtenir de même un lambeau de la moitié de la cornée.

Dans le second cas, on conduit le couteau pour faire la contre-ponction un peu au-dessus du diamètre transversal pour obtenir le même résultat. Dans les deux cas, on a fait une kératomie un peu oblique, ce qui ne nuit en rien au succès de l'opération.

D. Sortie fortuite de la lame du couteau quand la pointe était déjà engagée dans la chambre antérieure.

Cet accident m'est arrivé deux fois dans le cours de ma pratique, et alors que je ne me servais pas d'instrument fixateur. Il fut toujours causé par un mouvement brusque de l'œil et de la tête du malade. Chez le premier, M. Marcotte, soixante-douze ans, à Veauville-lès-Baons (Seine-Inférieure), aveugle depuis dix ans, infirme et difficile à tenir sur une chaise basse, le couteau fut repoussé incomplétement; mais la lame était enveloppée par l'iris, et la pointe en dedans et en arrière de la pupille. Je dus le retirer et en introduire un autre, boutonné. Chez le second, M. Bertout, soixante ans, à Caugé

(Eure), le mouvement fut si brusque, que le couteau glissa dans mes doigts et fut lancé à terre. Voici comment je me conduisis dans ces deux circonstances. Je pris un couteau à cataracte *boutonné* (1), je l'introduisis par la plaie faite par le premier couteau, et je poussai jusqu'au lieu de la contre-ponction. La pointe mousse se trouvait ainsi arrêtée et appuyée dans le cul-de-sac irido-sclérotical. Saisissant alors de l'autre main (2) le premier couteau (3), je l'enfonçai dans la cornée, juste dessus la pointe mousse du couteau boutonné. J'obtins ainsi une petite ouverture par laquelle je fis passer la pointe mousse du couteau boutonné, et je terminai la section cornéenne facilement, et je dirai sans souci de blesser l'angle interne ou le nez.

La vue fut parfaite chez M. Marcotte et médiocre chez M. Bertout, à cause d'un autre accident (chute du cristallin au fond de l'œil) sur lequel je m'arrêterai un peu plus loin. (Par. R.)

---

(1) Le bouton doit être très plat.

(2) Bien entendu que les paupières étaient maintenues par les aides.

(3) J'ai eu l'occasion plusieurs fois, comme on l'a vu (page 18, observation Thierry), de faire ainsi la contre-ponction avec la pointe d'un couteau appliquée sur la pointe mousse d'un couteau boutonné arrivé jusqu'à l'endroit d'élection de la contre-ponction. Mais c'est très difficile, et le plus souvent je cassais la pointe du couteau ponctionneur sur la pointe mousse du couteau boutonné, quoiqu'en portant le manche du boutonné en arrière j'éloignasse le plus possible la cornée de l'angle interne. Ce qui faisait la difficulté, c'est que le couteau ponctionneur ne pouvait attaquer la cornée suivant le plan de l'iris, mais, au contraire, presque perpendiculairement à son plan. Pour faciliter cette opération, si jamais l'occasion s'en présente, j'ai fait confectionner par M. Mathieu (*a*) deux petits couteaux coudés (fig. B), comme ma fourchette ou la pique Pamard, un pour l'œil gauche, l'autre pour l'œil droit. Avec ce petit instrument, dont le coudage peut être porté jusqu'à l'emboîtement du nez, on pourra faire la contre-ponction sur le plan de l'iris, ce qui la rendra beaucoup plus facile (*b*).

(*a*) Mathieu, fabricant d'instruments de chirurgie, rue de l'Ancienne-Comédie, n° 28, à Paris. Outre mes instruments ci-dessus énoncés, fourchette fixatrice, abaisseur érigne, kystitome, couteau à cataracte boutonné, couteau coudé à contre-ponction, on trouvera, chez cet habile fabricant, ma pince-membrane pour les extractions scléroticales, mon scarificateur simple et mon scarificateur à gaîne.

(*b*) Depuis que j'ai fait exécuter cet instrument, j'ai pensé qu'à son défaut on pourrait se servir parfaitement d'un couteau lancéolaire coudé, instrument qui se trouve dans toutes les boîtes d'oculistes.

E. Passage de la pointe du couteau dans l'iris avant qu'il soit arrivé à la pupille.

Jamais cet accident ne m'est arrivé, mais il pourrait arriver à d'autres et à moi-même. Si la pointe n'était presque pas engagée, on pourrait reculer imperceptiblement le couteau pour le dégager, et s'il ne sortait pas ou que peu d'humeur aqueuse, on pourrait reprendre la bonne position. Mais si la pointe était assez engagée pour exiger un recul assez notable pour la dégager, il sortirait beaucoup d'humeur aqueuse, et on ne pourrait plus pousser la lame sans que l'iris ne vienne se présenter à la pointe. Il faudrait donc retirer le couteau et prendre le boutonné (1).

F. Passage de la pointe du couteau en arrière du bord pupillaire interne de l'iris et embrochement de cette membrane.

Cet accident m'est arrivé il y a sept à huit ans, en faisant l'extraction inférieure (œil gauche) sur M. Leleu,

(1) Dans beaucoup d'ouvrages, on recommande de remettre l'opération à une autre fois quand il arrive qu'on est obligé de retirer le couteau ; on dit qu'il faut attendre la cicatrisation de la cornée et la disparition de l'inflammation pour recommencer l'opération. Mais voyez un peu l'appréciation que feront de votre adresse le malade et les assistants. Si vous êtes commençant dans la pratique ou peu connu dans le pays où vous opérez, on dira que vous avez abandonné l'opération parce que vous l'avez manquée. Peut-être même vous remerciera-t-on et se fera-t-on opérer par un autre chirurgien qui, quoique moins capable peut-être, vous éclipsera et récoltera l'honneur et l'argent.

Je passerais néanmoins par-dessus la possibilité de ce désagrément professionnel et me rangerais du côté de ces livres, si le bien du malade l'exigeait. Mais il est loin d'en être ainsi. L'emploi du couteau boutonné et la contre-ponction avec un autre couteau n'ont rien qui puisse nuire au succès. Jamais je n'ai eu de revers quand j'ai eu recours à ce moyen, et je suis tellement convaincu de son innocuité, que depuis longtemps je méditais de faire exprès et bénévolement l'opération de cette manière. J'y pense toujours, et voici comment je m'y prendrai si je mets mon projet à exécution : les deux paupières et le globe de l'œil fixés par des aides, chacune de mes mains armées l'une d'un couteau contre-ponctionneur coudé pour passer par-dessus le nez, l'autre d'un couteau ponctionneur droit, je ferais en même temps la ponction et la contre-ponction. Viendrait ensuite le rôle du couteau boutonné. En opérant de cette manière, on serait toujours sûr d'une bonne contre-ponction, et on serait toujours exempt de crainte au sujet de la pointe du couteau ordinaire, qui peut piquer l'angle interne, la paupière ou le nez, etc.

âgé de soixante ans, à Sigy (Seine-Inférieure). Je n'avais pas dilaté la pupille, ce qui était une faute (voir pages 23 et 51), la chambre antérieure était peu prononcée, et la pointe du couteau passa derrière l'iris. L'opération fut continuée dans cette position, et l'iris fut incisé *sans perte de substance* (1). La sortie du cristallin fut facile, mais il y eut un iritis consécutif avec rétrécissement notable de la pupille. La vue fut médiocre de ce côté (2), mais susceptible d'une grande amélioration par une pupille artificielle.

Quoique d'un seul fait on ne puisse tirer des conséquences concluantes, j'ai lieu de penser que lorsque la pointe du couteau passe derrière l'iris, il ne peut pas faire de perte de substance, parce que cette membrane, se trouvant perforée, embrochée et complétement incisée de la circonférence au centre, ne peut plus se resserrer sur la lame du couteau, puisque les fibres circulaires sont coupées. Chaque lèvre de la section éprouve un relâchement, une espèce de *flottement* qui l'éloigne du tranchant.

Si donc cet accident m'arrivait de nouveau, je n'hésiterais pas à retirer le couteau pour recourir au couteau boutonné, et c'est à cet expédient que j'engagerais de recourir mes confrères en pareille situation (3).

---

(1) Nous verrons bientôt qu'une lésion de l'iris avec perte de substance est un accident très commun, mais loin d'avoir les conséquences graves qu'on lui a attribuées dans la plupart des traités d'opérations oculaires.

(2) Heureusement pour M. Leleu que l'opération que je fis sur l'œil droit fut couronnée d'un succès brillant, puisque, quelques mois après, il chassait à tire et abattait le gibier avec beaucoup d'adresse.

(3) Si je n'étais pas l'adversaire de l'incision de la capsule par le tour de maître, ou tout autre moyen avant la section du lambeau, ce serait ici le moment de profiter de la circonstance. Rien ne serait plus facile que d'inciser la capsule avec la pointe du couteau, tout en reculant doucement ce dernier pour le retirer.

Puisque je viens de parler du tour de maître, je vais dire tout de suite ce que je pense sur cette méthode et autres consistant à inciser la capsule avant la terminaison du lambeau cornéen. Le tour de maître n'a jamais été employé que par Wenzel, son inventeur. Il consiste, lorsque la pointe du couteau a dépassé le bord pupillaire externe, à le plonger dans le cristallin en portant le manche du couteau un peu en avant (et par conséquent la pointe en arrière), et à refaire sortir la pointe avant et en avant du bord pupillaire interne, pour continuer ensuite la section cornéenne. Il n'y a plus alors qu'à faire sortir le cristallin ou à le recevoir quand

Quand la pointe du couteau n'a dépassé le bord pupillaire interne que d'un demi-millimètre (et ceci m'est arrivé quelquefois), on peut faire repasser la pointe au-devant de l'iris, en imprimant au couteau un mouvement

---

il sort tout seul. Ce brillant *modus faciendi* a eu peu d'imitateurs. En effet, en éloignant ainsi du plan de l'iris la lame du couteau, dont la pointe est portée en arrière pour pénétrer dans la capsule, on fait bâiller la plaie cornéenne, l'humeur aqueuse se précipite au dehors, la chambre antérieure se rétrécit, et la pointe du couteau se trouve justement passer derrière l'iris.

Le tour de maître n'était depuis longtemps que de l'histoire ancienne, quand, dans ces dernières années, M. Desmares, par un autre procédé, arriva à inciser la capsule avant de terminer le lambeau cornéen. Il se sert à cet effet d'un kystitome à très petit crochet et assez semblable au mien par son extrémité ; mais la tige, au lieu d'être ronde, est tranchante sur le dos. M. Desmares fait la contre-ponction et la section de la cornée ; mais quand il ne reste plus qu'un petit pont cornéen ou conjonctival, il ne termine pas ; au contraire, il retire son couteau. Alors il introduit son kystitome, ouvre la capsule, puis, portant le dos tranchant de son kystitome en haut vers le pont cornéen, il termine la section par un mouvement de sciage.

Malgré l'autorité d'une habileté aussi reconnue et d'une pratique aussi étendue que celles de cet éminent ophthalmologue, je ne puis m'empêcher de combattre cette manière de faire. Quel danger, en effet, court-on en incisant la capsule après la section du lambeau, surtout en se servant des kystitomes *Græfe*, *Desmares* ou *Leport*, avec lesquels il est impossible de blesser l'iris? Aucun. En incisant, au contraire, la capsule avant la section du lambeau, on s'expose à la sortie brusque du cristallin, accompagné d'une quantité plus ou moins notable d'humeur vitrée, au moment où l'œil passera du *plein au vide* (qu'on me passe cette expression), quand on terminera cette section. Combien de fois n'ai-je pas dû attendre une, deux et trois minutes après la section du lambeau, que la contraction spasmodique des muscles droits fût apaisée avant d'inciser la capsule. Je suis persuadé que chez quelques-uns de ces malades, si la capsule avait été lacérée préalablement, on aurait perdu une quantité quelconque d'humeur vitrée.

Qu'est-ce qui cause la contraction des muscles oculaires ? C'est la douleur. Eh bien ! il est évident qu'on ne peut terminer la section du lambeau sans une douleur plus ou moins appréciable. Une fois cette section terminée, la lacération de la capsule et la sortie du cristallin ne font éprouver aucune douleur au malade, et son œil est beaucoup plus calme. Ce qui me corrobore dans mon opinion, c'est que j'ai vu quelquefois, sous les efforts des muscles oculaires, la capsule se rompre et le cristallin être expulsé violemment, et accompagné d'humeur vitrée, aussitôt la section cornéenne terminée. Une fois même, et tout dernièrement, en opérant Mme Téterel, 72 ans, de Montivilliers, le cristallin fut chassé avec sa capsule intacte par la contraction musculaire, et accompagné d'un peu d'humeur vitrée, encore bien que le couteau n'eût pas encore terminé tout-à-fait la section du lambeau que j'avais prolongé ce jour-là jusque dans la conjonctive. Je profitai de cette

imperceptible de recul et en reportant la pointe un peu en avant, pour reprendre ensuite le plan de l'iris et continuer ainsi parallèlement la conduite du couteau vers la contre-ponction. Tous ces mouvements doivent être exécutés lestement; car s'il y avait de l'hésitation, l'humeur aqueuse sortirait, et les conséquences mèneraient encore au couteau boutonné, qui doit toujours être sur la table, prêt à rendre les services que les circonstances peuvent faire exiger de lui.

G. Passage du couteau derrière l'iris, sans embrochement de cette membrane, la pointe dépassant le cercle ciliaire.

J'ai longtemps hésité à faire imprimer ce paragraphe; car cet accident ne pourrait arriver que par l'imprudence d'un opérateur qui, n'ayant pas fixé l'œil, continuerait de pousser le couteau au hasard, lors même que la cornée serait complétement cachée dans l'angle interne. Tout le monde conviendra qu'il faut retirer le couteau pour prendre le boutonné, à moins que l'opérateur *malheureux* ne préfère remettre l'opération à une autre fois (1). Je ne crois pas, en effet, que personne s'avise de continuer la section dans cette position, et de la terminer dans la sclérotique en coupant le muscle ciliaire.

H. Contre-ponction faite trop en avant ou trop en arrière de la circonférence de la cornée.

Nous avons vu que la meilleure contre-ponction était à l'union sclérotico-cornéenne. Mais prenons pour point de repère R, le milieu de l'espace compris entre le centre et le bord cornéen.

---

circonstance, je retirai le couteau sans terminer la section, de sorte que je fis *par hasard* l'extraction sous-conjonctivale de M. Desmares. Cette opération, faite depuis vingt jours, a été suivie d'une petite hernie de l'iris, juste sous le pont conjonctival; la vue est médiocre, mais je pense qu'elle sera passable après la disparition de l'inflammation (*a*).

(1) Ici, il est positif que la capsule aurait été perforée. On courrait donc encore les chances d'une résorption lente (suivant l'âge de l'opéré et l'espèce de cataracte) du cristallin. Mais je crois que les chances d'une violente inflammation compromettant la vue seraient plus nombreuses. Aussi ce serait une mauvaise affaire que de remettre l'opération à une autre fois.

(*a*) Quelques mois plus tard, la vue était assez bonne pour lire.

H[1]. Si la contre-ponction est faite entre le bord cornéen et R, l'opération doit être continuée, en ayant soin de porter plus ou moins en arrière le tranchant du couteau, pour finir la section dans la conjonctive, de manière à agrandir le lambeau par le talon de la lame, sans quoi on aurait une incision trop petite.

H[2]. Si la contre-ponction était faite entre le centre cornéen et R, il faudrait retirer le couteau (1) pour introduire le boutonné, comme je l'ai démontré. Car, outre qu'on aurait un lambeau trop étroit, très gênant pour la sortie du cristallin, on aurait plus tard une cicatrice plus ou moins opaque et presque centrale, qui apporterait un obstacle à l'entrée libre de la lumière dans la pupille. Cependant, si l'opérateur s'apercevait de la mauvaise direction de la pointe avant que cette dernière n'ait tout-à-fait traversé la cornée, il faudrait tout d'abord tenter de la dégager par un léger et presque imperceptible mouvement de recul, pour lui donner ensuite la direction convenable. Si alors l'iris coiffait le milieu de la lame, l'opération devrait être continuée sans s'occuper de l'iris, dont la portion qui recouvre le couteau se trouvera réséquée au moment de la terminaison du lambeau, accident plutôt heureux que malheureux, comme nous le verrons bientôt (paragraphe M); mais si l'iris enveloppait tout-à-fait la pointe du couteau, il faudrait retirer ce dernier pour prendre le boutonné. (Pages 18 et 60.)

H[3]. Si la contre-ponction est faite trop en arrière du bord cornéen dans la sclérotique, je crois qu'on doit continuer l'opération (2), en ayant soin de porter le tranchant en avant pour diminuer l'étendue du lambeau en finissant la section un peu en avant du bord cornéen (3).

---

(1) La cornée étant ainsi perforée et la chambre antérieure ouverte des deux côtés, il y aurait, je crois, bien peu de chance pour dégager la pointe et la remettre dans une bonne direction. Néanmoins, il n'y aurait aucun inconvénient à en faire la tentative, et il serait toujours temps de retirer le couteau si la lame et la pointe se trouvaient enveloppées toutes deux par l'iris.

(2) Il ne m'est arrivé qu'une fois de faire la contre-ponction trop en arrière du bord cornéen; c'était dans une extraction inférieure (page 32 observation Thomas). Il y eut une hernie circonférencielle de l'iris qui disparut par étranglement et résorption. La pupille fut irrégulière, et aujourd'hui, huit ans après cette opération, la vue est toujours bonne.

(3) On doit comprendre que c'est le talon de la lame qui ter-

I. Blessure de la paupière supérieure, du grand angle, de la racine du nez.

Il arrive quelquefois que, par la faute de l'aide, la lame du couteau, vers le talon, coupe un peu le bord palpébral supérieur. Plus souvent dans les yeux enfoncés, la pointe du couteau pique le grand angle. D'autres fois dans les yeux saillants et les gros nez, la pointe pique la racine du nez. Eh bien ! je continue mon opération sans m'occuper de ces niaiseries. Où est, en effet, le *grand* danger d'une petite coupure de la paupière, d'une piqûre de la conjonctive, ou d'une égratignure au nez ? Il serait, au contraire, très imprudent de vouloir éviter ou amoindrir ces inoffensifs accidents, parce que, dans ces tentatives d'*évitement* ou d'*amoindrissement*, on pourrait tomber dans de véritables fautes.

Il m'est arrivé deux fois de couper un peu le bord palpébral de la paupière supérieure ; mais mon point visuel était si exclusivement fixé sur la cornée, que je ne m'aperçus de la blessure de la paupière que par quelques gouttes de sang coulant dans l'œil et sur la joue, et dont je dus chercher l'origine. Il est bien entendu que cela ne fit aucun tort ni à l'opération, ni à ses suites.

Si on se servait de pinces pour fixer la conjonctive, mauvais moyen (comme je l'ai dit page 29), il arriverait souvent que cette membrane ferait un repli et un bourrelet qui dépasserait le bord cornéen. Même en fixant avec le doigt la pique ou la fourchette chez certains individus à conjonctive lâche, ceci peut arriver, quoique rarement. Si ce pli se forme avant la ponction, on tâche de refixer l'œil plus convenablement. *Avec la pince* : ce serait très difficile, parce qu'elle ne prend que la conjonctive, et si on place la pince trop près de la cornée, où la conjonctive est moins lâche, on est exposé à ne rien prendre du tout. *Avec le doigt* : on refoule la conjonctive, que l'on fait glisser vers le grand angle. *Avec la pique* ou *la fourchette* : on l'implante d'abord très superficiellement et perpendiculairement à l'équateur en repoussant la conjonctive, qui glisse en arrière ; puis en ramenant assez vivement le

minera la section dans la cornée, puisque la pointe est déjà dans la sclérotique. Le lambeau sera donc terminé en dedans dans la conjonctive scléroticale, et en dehors dans la cornée.

manche vers le nez, on enfonce la fourchette un peu plus profondément jusque dans les premières couches de la sclérotique. Mais si le pli et le bourrelet ne se montrent qu'après la ponction, la contre-ponction devra être faite à l'endroit d'élection, la conjonctive embrochée et coupée sans aucune crainte, si ce n'est celle d'un peu de sang qui pourrait pénétrer dans la chambre antérieure et gêner un peu pour la division de la capsule. Mais pour peu qu'on attende deux ou trois minutes, la plaie conjonctivale ne donne plus de sang, et celui qui se trouve dans la chambre antérieure en est bientôt expulsé avec l'humeur aqueuse à laquelle il se mêle et dont le renouvellement est si rapide.

J. Sortie du cristallin avant la terminaison du lambeau.

Je pense et je suis persuadé que cet accident ne peut arriver que lorsqu'on termine la section dans la conjonctive, ce qui permet, malgré la présence du couteau, un assez grand écartement pour livrer passage au cristallin. Cet accident ne m'est arrivé qu'une seule fois, comme je l'ai dit. (Page 63). Il est clair que cet accident est un *heureux accident*. On doit alors retirer le couteau sans terminer la section du lambeau.

K. Section du lambeau trop en avant ou trop en arrière du bord cornéen.

J'ai déjà dit (page 32) comment il fallait éviter ces accidents. Le premier (K'), *section trop en avant*, doit toujours être évité, parce qu'on aurait un lambeau trop court et quelquefois une plaie béante et moins susceptible de réunion par première intention, avec chances de staphylôme. Le deuxième (K''), *section trop en arrière*, n'a pas besoin d'être évité, et il mène, si on veut, à l'extraction sous-conjonctivale.

L. Terminaison brusque et instantanée de la section du lambeau.

J'ai déjà dit (page 34) comment on devait éviter cet accident, en finissant la section par le retrait du couteau et en sciant. J'ajouterai qu'il ne peut arriver quand on prolonge la section jusque sous la conjonctive, à cause de la laxité de cette membrane, qui s'allonge jusque sous le tranchant et ne peut jamais être coupée brusquement.

M. Blessure, avec perte de substance, du bord pupillaire de l'iris.

Il arrive souvent, quand la chambre antérieure est étroite, ou quand il sort de l'humeur aqueuse par la plaie de ponction (avant la contre-ponction) (1), que l'iris se précipite en avant du tranchant. Si l'opération est continuée dans ces conditions, un morceau plus ou moins large de l'iris est emporté par le couteau, et il en résulte un agrandissement de la pupille qui prend la forme d'un fer à cheval. La plupart des auteurs, les anciens surtout, considèrent cet accident comme grave et proposent, pour le faire cesser, de frictionner la cornée avec le doigt. Eh bien! premièrement, ils se trompent de la manière la plus positive; secondement, ils recommandent une pratique peut-être inutile, mais sûrement dangereuse. *Ils se trompent*, parce qu'une blessure de l'iris avec perte de substance à son bord pupillaire n'offre aucune gravité. J'irai même plus loin, et j'affirmerai que l'opéré a, dans cette circonstance, plus de chances de voir que s'il n'y avait pas de lésion irienne, et que les chances sont d'autant plus grandes que la perte de substance est plus considérable. Les faits et le raisonnement sont ici d'accord. J'ai observé plus d'iritis, de pseudo-membranes et d'atrésies sur les opérés dont l'iris avait été épargné, que sur ceux où il avait été blessé comme ci-dessus. En effet, les fibres du constricteur de la pupille se trouvent ainsi reséquées; cette dernière ne peut plus se contracter, et son oblitération est bien moins à craindre. Mais j'ajouterai tout de suite que si, avec perte de substance de l'iris, la chance de voir est un peu plus grande, la vue aussi sera moins nette, puisqu'alors la pupille est peu ou n'est point mobile, et qu'il y a aberration de sphéricité si la pupille est démesurément large. *Ils recommandent une pratique peut-être inutile, mais sûrement dangereuse.* Je ne sais pas jusqu'à quel point (puisque je ne l'ai jamais essayé) on peut espérer de voir l'iris repasser derrière le couteau par une friction sur la cornée; mais je suis convaincu qu'un iris ayant été ainsi à cheval sur une lame aussi

(1) Quand la contre-ponction est faite et un peu avancée, le tranchant du couteau est trop haut pour que l'iris puisse venir le recouvrir de son bord pupillaire.

tranchante ne peut être retiré de cette situation, sans avoir subi des modifications traumatiques, sinon appréciables à l'œil de l'observateur, du moins capables d'amener dans ce diaphragme une inflammation plus ou moins redoutable. Qu'on me permette une comparaison : quand on resèque un muscle dans l'opération du strabisme, il n'y a jamais d'inflammation de ce muscle. En serait-il de même si, au lieu de le reséquer, on lui faisait subir des scarifications, des égratignures et de petites contusions ou pincements ?

En résumé, lorsque je fais une extraction, je ne cherche pas à blesser ainsi l'iris ; mais si ce dernier se place sur le tranchant, je le sacrifie sans crainte (1).

N. Blessure de l'iris avec perte de substance entre son bord pupillaire et sa circonférence.

Cet accident arrive assez rarement (2). Il en résulte une pupille supplémentaire. Si, dans cette condition, on fait des tentatives de compression pour faire sortir le cristallin, le bord supérieur de ce dernier s'engage dans la pupille supplémentaire, et, comme elle est indilatable, il y reste engagé ; et si on continue la pression, une certaine quantité du corps vitré s'échappe, et tout s'échapperait assurément, si la pression était encore continuée. On doit donc, dans cette circonstance, réunir les deux pupilles (la naturelle et l'artificielle), en coupant l'espèce de *pont* qui les sépare. Je me sers, à cet effet, d'un petit couteau-serpette ; je l'introduis, la pointe tournée en haut. Arrivé dans la pupille normale sur le cristallin, je fais passer la pointe derrière le *pont* et la fais ressortir dans la pupille artificielle. Je n'ai plus

(1) C'est peut-être ici le lieu de dire comment faire cette perte de substance, dans une circonstance où elle doit être faite. J'ai dit (page 11) qu'en cas d'albugo central, il fallait faire l'extraction inférieure et une perte de substance à l'iris pour agrandir la pupille. Rien n'est plus aisé. Quand la contre-ponction est faite et dépassée, on retire la lame à peine d'un millimètre, et en faisant bâiller un peu la plaie de ponction par un léger mouvement de torsion de la lame. Aussitôt l'humeur aqueuse sort par cette ouverture, et l'iris se précipite sous le tranchant.

(2) Bien que cet accident soit assez rare, il m'est arrivé sur les deux yeux de M. Mutel, âgé de cinquante-huit ans, à Ecaquelon (Eure). Le pont fut coupé, et les deux opérations furent suivies de succès.

alors qu'à tirer en haut et en avant pour obtenir la section du *pont* et obtenir une seule pupille qui a la forme d'une gourde. Si la capsule n'avait pas été déjà divisée, cette manœuvre la romprait en même temps. L'œil se trouve alors dans les conditions du paragraphe M, conditions très bonnes, car les malades (environ huit ou dix) chez lesquels cet accident m'est arrivé, ont tous recouvré une bonne vue (1).

---

(1) Je ne pense pas que l'observation suivante doive faire exception, quoique la section du pont n'a été faite qu'après la sortie du cristallin. Néanmoins, je crois très utile de la rapporter. Il y a deux mois, j'opérai de deux cataractes Mme Cléon, soixante-quatorze ans, à Orival. Le premier œil opéré (le droit) ne présenta rien de particulier, l'opération en étant régulière. A l'œil gauche, au contraire, il y eut près de la circonférence supérieure de l'iris une petite perte de substance que je n'aperçus pas tout d'abord. La cataracte étant presque liquide avec un petit noyau, la sortie en fut très facile. Ce ne fut qu'après que je m'aperçus de cette petite plaie de l'iris. Craignant une inflammation de l'iris avec irradiation plastique dans la pupille normale, d'autant plus qu'il était resté dans cette dernière des débris cristalliniens que je n'avais pu extraire avec la curette, je me décidai à couper le pont. J'annonçai même *bravement* au médecin qui m'assistait combien la chose allait se faire facilement, et qu'il serait très aisé ensuite de faire sortir les petits flocons cristalliniens restés. Mais je fus, comme on va le voir, cruellement désappointé. En effet, quand j'eus placé ma serpette sous le pont et que je tirai pour le couper, toute la circonférence nasale de l'iris (plus du tiers de la circonférence totale) se décolla. Je l'attirai tout-à-fait en dehors et en fis la résection avec des ciseaux. Les chambres de l'œil s'emplirent instantanément de sang. Ce n'était pas brillant pour l'opérateur et les assistants, et c'était peu rassurant pour le succès de l'opération A quoi attribuer ce décollement ? A une disposition particulière de l'iris ou du cercle ciliaire? A l'absence du cristallin? Je pencherais volontiers pour cette dernière hypothèse; parce que le cristallin étant sorti, l'iris était moins tendu, plus flasque, et offrait plus de prises au décollement qu'à l'incision. Peut-être aussi le tranchant de la serpette laissait à désirer. Finalement, l'opérée fut pansée et laissée aux soins de son médecin. Il ne survint aucun accident inflammatoire consécutif grave. Je viens de voir Mme Cléon il y a quelques jours; sa vue est très bonne à droite et médiocre à gauche. L'énorme pupille artificielle ainsi obtenue et comprenant presque la moitié de la cornée est oblitérée par une fausse membrane, excepté tout-à-fait en haut (où était la lésion irienne), à l'union de la fausse membrane avec la portion restée de l'iris, où il y a une petite pupille suffisante pour reconnaître tous les objets. Il serait très facile d'augmenter la vision dans cet œil en faisant l'extraction partielle de la fausse membrane. Je dis *partielle*, parce que si on enlevait la totalité, la pupille serait si large, qu'infailliblement il y aurait une aberration de sphéricité plus ou moins gênante.

O. Difficulté d'inciser la capsule par la fuite de l'œil en haut.

Si après la section du lambeau aucun événement n'a obligé à retirer la fourchette, cette dernière, tenue comme je l'ai indiqué (page 31), permet presque toujours de fixer l'œil en bas sans danger. Mais certains opérés sont très agités après la section du lambeau. Chez d'autres, les muscles de l'œil se contractent spasmodiquement, et, à chaque contraction, on aperçoit le cristallin qui pousse l'iris en avant; et certainement ce dernier serait expulsé brusquement avec une notable portion du corps vitré, si la capsule était malheureusement ouverte en ce moment. Il faut donc retirer la fourchette et attendre une ou plusieurs minutes que l'agitation ou les convulsions aient cessé pour procéder à la division de la capsule. On calme le malade par quelques paroles encourageantes, en le prévenant qu'on n'a aucun mal à lui faire s'il est tranquille et ferme. La plupart du temps, il porte et maintient son œil en bas, et la division de la capsule se fait facilement. Mais il existe des opérés qui, dès qu'ils sentent les doigts sur la paupière ou le kystitome sur la sclérotique, portent l'œil convulsivement en haut sous l'orbite. On les prévient alors que, vu leur impossibilité de tenir l'œil immobile, on va le fixer avec un instrument et leur faire éprouver une certaine douleur (1). Alors, si l'élévateur avait été retiré, on le réapplique avec la plus grande précaution; on le confie à l'aide en lui recommandant bien de l'écarter du globe, puis, on fait abaisser la paupière inférieure par le même aide, ou mieux par un autre à genoux à côté de l'opérateur. Alors, avec une pince (2) à dents croisées, on saisit un pli de la conjonctive entre la caroncule et la cornée, et on attire l'œil en bas et en avant, de manière à n'y faire aucune pression; on peut ensuite introduire le kystitome.

J'ai cependant rencontré des cas où la conjonctive se déchirait et où j'ai eu le plus grand mal à terminer

(1) Il est très important de prévenir le malade que l'on va lui faire mal, afin qu'il ne soit pas surpris et qu'il ne fasse aucun mouvement brusque de recul ou de clignotement.

(2) Ici on ne doit pas refixer l'œil avec la fourchette, parce que l'implantation de cette dernière ne peut se faire sans une certaine pression.

l'opération. J'ai même fait faire tout dernièrement, pour parer à une pareille éventualité, un *abaisseur-érigne* (fig. A) avec lequel je compte abaisser en même temps l'œil et la paupière inférieure. Il se compose de deux branches recourbées comme un abaisseur, mais terminées chacune par une fourchette. Les deux dents de chaque fourchette sont inégales (l'interne, la plus petite, celle qui regarde la cornée) pour s'adapter à la convexité de la sclérotique. L'écartement des deux branches, en regard des fourchettes, est de 2 centimètres, de manière que la conjonctive puisse être harponnée de chaque côté du diamètre transversal de la cornée, et à une certaine distance où elle est plus lâche et plus facile à harponner sans comprimer l'œil.

P. Sortie brusque et spontanée du cristallin aussitôt la section du lambeau.

On peut, sinon toujours, mais le plus souvent, empêcher cet accident (1) comme je l'ai déjà dit (page 33). Ainsi, quand on voit les quatre muscles droits creuser des sillons dans la sclérotique, quand on voit le dos du couteau se creuser un sillon profond dans l'iris et le cristallin lui-même encore enveloppé de sa capsule, on doit craindre la rupture de celle-ci et la sortie brusque de celui-là. Eh bien ! dans cette circonstance, quand on est arrivé à ce point de l'opération qu'il ne reste plus qu'une languette de cornée à couper pour finir, il faut bien se garder de terminer rapidement ; on laisse au contraire le couteau quelques secondes et même une minute dans cette position, l'œil du malade s'habitue à son contact, et on termine la section quand toute contraction spasmodique a cessé.

Néanmoins, il arrive malheureusement quelquefois que, malgré toutes les précautions et toute la prudence possible, la sortie brusque et spontanée du cristallin a lieu, suivi d'une certaine quantité d'humeur vitrée. (Voir paragraphe S.)

Q. Hernie et sortie du corps vitré avant l'expulsion du cristallin.

Il arrive quelquefois, lorsque le cristallin a de la dif-

(1) Cet accident serait, au contraire, un heureux événement, si le cristallin seul sortait. Mais ce bonheur est assez rare, et le plus souvent le cristallin est suivi d'un flot d'humeur vitrée.

ficulté à franchir la pupille et que l'on est obligé d'augmenter sensiblement la pression, qu'une petite portion du corps vitré se fait jour entre l'iris et le cristallin. Si, dans cette situation, on continuait la pression, il serait très à craindre qu'une grande partie du corps vitré ne s'échappât au dehors et que le cristallin ne tombât au fond de l'œil. (Voir paragraphe R.) En conséquence, aussitôt qu'on aperçoit, entre l'iris et un point quelconque de la circonférence du cristallin (le plus souvent en haut) une petite masse de la grosseur d'une lentille, d'un aspect gélatineux et d'un brillant transparent comme du cristal de roche, il faut renoncer à extraire le cristallin par la simple pression. Il faut alors avoir recours à la curette (celle de Boyer). J'applique ses convexité et extrémité sur la margelle supérieure de l'iris, que je repousse ainsi en arrière; la concavité de la curette se trouve ainsi engagée derrière le cristallin; on la conduit ainsi jusqu'au-dessous de ce dernier. Arrivé là, on en relève l'extrémité par un mouvement de bascule, et le cristallin est entraîné au dehors.

D'autres fois, aussitôt la capsule ouverte, il sort brusquement une certaine quantité d'humeur vitrée. La conduite à tenir est la même que ci-dessus, et en redoublant même de précautions, si c'est possible.

R. Chute du cristallin au fond de l'œil.

Cet accident n'a lieu qu'après la sortie d'une certaine quantité d'humeur vitrée (au moins le tiers), et pour extraire le cristallin dans cette position, on perd encore une quantité d'humeur vitrée relative à la longueur et à la difficulté de la manœuvre. Cet accident m'est arrivé peut-être cinq à six fois, notamment sur l'œil de feu M. le docteur Leroy, âgé de soixante-dix ans. Je me servis de la curette pour aller chercher le cristallin, et je suis persuadé que l'œil perdit la moitié, peut-être les trois quarts du corps vitré. La cornée s'affaissa, formant une concavité au lieu d'une convexité, et le globe ne présentait plus qu'un moignon mollasse de moins de la moitié de son volume. Après avoir attendu près d'un quart-d'heure dans l'espérance que l'humeur aqueuse comblerait le vide, mais en vain, il fallut bien procéder au pansement. Pendant plusieurs jours je fus très inquiet sur le résultat de cette opération, et à la levée du premier appareil je m'attendais presque à trouver le vide, quand, à mon étonnement et à ma grande satisfaction, je trouvai l'œil rempli, la plaie cicatrisée, la pupille très belle. Finalement, mon confrère Leroy recouvra une très bonne vue de cet œil, puisqu'elle lui permit de lire, écrire, etc., et même de faire quelques opérations chirurgicales, entre autres l'ouverture d'un abcès vulvaire.

En d'autres cas, je perdis moins d'humeur vitrée et le succès couronna l'opération. Deux fois je dus abandonner le cristallin au fond de l'œil, à cause de la trop grande tendance à la sortie de l'humeur vitrée. Ces deux opérations furent ainsi converties en abaissement. Il y eut un succès médiocre chez l'un, M. Bertout, déjà cité (page 59), et un demi-succès chez l'autre, Mme Vigor, d'Igoville; mais, chez cette dernière, un entropion spasmodique qu'elle négligea plusieurs mois amena une kérato-iritis, et finalement l'anéantissement de la faible vue qu'elle avait de cet œil. Heureusement que l'opération de l'œil droit, pratiquée le même jour, fut couronnée d'un succès complet.

S. Sortie du corps vitré.

Jamais, heureusement, je n'ai été témoin de l'évacuation entière de l'humeur vitrée dans une opération de cataracte. Le cas où j'en ai perdu le plus est celui de mon confrère Leroy (paragraphe R), et néanmoins le succès de l'opération fut satisfaisant. Aussi je crois que le danger de la perte d'une quantité plus ou moins grande de cette humeur a été beaucoup exagérée. On a prétendu que cette humeur ne se renouvelait pas, mais on ne l'a pas prouvé. Je suis convaincu du contraire, puisque j'ai vu des yeux à moitié vidés se remplir (1);

(1) A ce sujet, l'observation suivante peut trouver place ici. Il y a environ dix ans, une femme, dont je ne me rappelle plus le nom, se présenta à mon dispensaire. L'œil droit était fondu; l'œil gauche présentait une atrésie pupillaire avec fausse membrane. L'iris était désorganisé et probablement doublé d'une fausse membrane. J'essayai sans succès une pupille artificielle par iridectomédialysis. Quelques semaines ensuite, je pensai à l'extraction scléroticale (méthode Sichel). Aussitôt la ponction de la sclérotique

je sais bien qu'on peut dire que le remplissage s'est fait par l'humeur aqueuse, mais je n'en crois rien, vu qu'il n'y a pas souvent d'iridodonésis après ces cas, et vu aussi que ces opérés n'ont pas besoin de lunettes plus convexes, ce qui devrait être si l'humeur aqueuse remplissait seule le vide. Ce qu'il y a de plus à craindre dans la sortie du corps vitré, c'est le renversement ou l'écartement du lambeau, qui peut suppurer. Aussi l'opérateur doit-il éviter la sortie de l'umeur vitrée en n'établissant aucune pression sur le globe, comme je l'ai déjà indiqué.

Mais il est des circonstances où, soit par la trop grande fluidité du corps vitré, soit par la contraction musculo-oculaire ou palpébrale, une portion plus ou moins grande d'humeur vitrée sort malgré l'habileté et la prudence de l'opérateur.

J'ai dit ce qu'il fallait faire quand l'humeur vitrée se présentait avant le cristallin. (Paragraphe Q.)

Lorsqu'après la sortie du cristallin le corps vitré s'échappe, son poids renverse en même temps le lambeau. Je remédie à cet accident comme suit : Si dans le moment je ne tiens pas l'élévateur, je le prends à l'aide de la main gauche, et j'écarte le plus possible la paupière du globe; je prends la curette de la main droite, j'appuie le milieu de sa convexité au-dessous de la cornée et je relève doucement le lambeau, que je recouvre doucement et graduellement par la paupière supérieure, en disant au malade de se laisser fermer l'œil comme s'il dormait. Dans ce mouvement de recouvrement de la paupière sur le globe, la curette n'est retirée qu'après l'abaissement de la paupière supérieure. On laisse reposer une ou deux minutes l'opéré, puis on entr'ouvre à moitié la paupière (1) pour s'assurer que le lambeau est bien en place, après quoi on procède au pansement. En m'y prenant de

---

faite, il s'écoula une certaine quantité d'humeur vitrée liquéfiée. Pendant l'introduction et la manœuvre de la pince *Sichel*, le reste de l'humeur vitrée s'écoula. A la place du globe, il ne restait plus qu'un petit moignon chiffonné. Eh bien ! cinq jours après, le globe était rempli et l'œil avait la même apparence qu'avant l'opération.

(1) Il faut bien se garder d'ouvrir ou de laisser ouvrir l'œil tout-à-fait; car presqu'à coup sûr le bord libre de la paupière supérieure, en retombant, écarterait et renverserait encore le lambeau, et peut-être perdrait-on encore de l'humeur vitrée.

cette manière j'ai toujours réussi et n'ai jamais eu besoin de recourir aux ciseaux, comme le conseille et le fait M. Desmares, pour inciser la portion sortie du corps vitré. Cette substance est douée d'une si faible cohérence que, dès que le lambeau est relevé, elle éprouve un pincement suffisant pour que la partie herniée se détache de la portion intra-oculaire.

T. Renversement du lambeau sans sortie du corps vitré.

C'est un accident qui arrive assez souvent (1). La manœuvre est la même que ci-dessus pour le remettre en place.

U. Introduction de l'air dans la chambre antérieure, derrière la cornée.

On dit qu'une bulle d'air emprisonnée dans la chambre antérieure serait une cause certaine d'une inflammation destructive. Je n'en sais rien par moi-même et n'en saurai jamais rien, car jamais je n'ai laissé et je ne laisserai jamais d'air dans l'œil d'un opéré. On reconnaît la présence de l'air à une et rarement deux bulles qui varient de la grosseur d'une tête d'épingle à une lentille. Il suffit la plupart du temps, pour en opérer l'évacuation, d'écarter légèrement le lambeau avec la curette. Quelquefois, cependant, ce moyen ne réussit pas; alors, avec le dos de la curette, on appuie un peu sur la cornée en dessous de la bulle et on glisse la curette, toujours en appuyant un peu, vers la plaie. La bulle se trouve ainsi poussée, et sort quand elle arrive à la section. Néanmoins il y en a, et ce sont les plus petites, contre lesquelles ces deux moyens échouent; alors il faut introduire la curette dans la chambre antérieure, en appliquer l'extrémité immédiatement sous la bulle, et la conduire ainsi en la faisant glisser sur la face postérieure de la cornée jusqu'à la section, où elle disparaît. Il est des circonstances difficiles où il faut revenir cinq à six fois à la charge. Quelquefois un clignotement de l'opéré ou une contraction

(1) Il arrive plus fréquemment, quand on se sert des doigts de l'aide au lieu d'élévateur, parce qu'avec les doigts la paupière, en retombant, ne peut pas être tenue écartée du globe, et que son bord libre entre quelquefois dans la plaie et fait renverser le lambeau.

des muscles oculaires fait sortir un peu d'humeur aqueuse, qui entraîne la bulle que l'opérateur avait déjà manquée plusieurs fois.

Quand je pratiquais l'extraction inférieure, la bulle montait en haut, où elle était inattaquable. Alors je faisais mettre l'opéré la tête en bas et en arrière avec précaution, et je me trouvais ainsi armé des mêmes moyens qu'actuellement.

V. Affaissement de la cornée.

Il arrive quelquefois, surtout chez les gens âgés, que la cornée, au lieu de reprendre sa convexité, présente au contraire une disposition inverse; elle forme l'infundi-buliforme, et nécessairement il y a toujours défaut de juxta-position des lèvres de la plaie. Dans la moitié au moins des cas où cet accident arrive, si on fait fermer l'œil à l'opéré pendant cinq à quinze minutes, l'humeur aqueuse se renouvelle, et en même temps la cornée reprend sa convexité; mais dans l'autre moitié, bien qu'on ait attendu un quart-d'heure, la position infundi-buliforme n'a pas changé. Quelques auteurs prescrivent d'introduire dans l'œil de l'eau distillée tiède. J'avoue que je n'ai jamais employé ce moyen ; car toute eau distillée tiède que ce soit, c'est toujours une substance étrangère à l'intérieur de l'œil, et ce qu'il y a de particulier, c'est que ceux-là même qui préconisent ce moyen redoutent la présence d'une petite bulle d'air.

J'ai toujours fait dans ces circonstances le pansement comme si rien n'était, et je ne m'en suis pas mal trouvé. Dire que le succès a toujours couronné ma manière d'agir, ce serait mentir; mais je puis affirmer qu'il n'y a pas eu d'accidents ultérieurs dans la majorité des cas.

X. Hernie de l'iris.

Quelquefois, après la sortie du cristallin, l'iris reste pincé dans la plaie et fait hernie; on le fait rentrer facilement avec la curette. Cependant, j'ai rencontré des cas où il se reherniait immédiatement. Alors je l'ai saisi avec des pinces et l'ai excisé avec des ciseaux courbes. Je n'ai jamais eu d'insuccès dans les quelques cas qui se sont présentés dans ma pratique. Ces opérés avaient une pupille irrégulière, et voilà tout.

Y. Hyphæma ou épanchement de sang dans la chambre antérieure.

Cet accident peut avoir pour cause : 1° une blessure de la conjonctive, lorsqu'on termine la section dans cette membrane ; 2° une piqûre d'un vaisseau conjonctival par la fourchette ; 3° une blessure de la paupière supérieure par le couteau ; 4° une blessure de l'iris.

Dans les 1°, 2°, 3°, le sang n'entre dans la chambre antérieure qu'après la section du lambeau, souvent même quand on l'écarte pour inciser la capsule. Quand il y a peu de sang, cela ne gêne guère. Mais quand il y en a beaucoup, on ne voit plus la pupille ni la cataracte, et il faut faire la lacération de la capsule au jugé. On se guide alors sur la cornée ; ainsi, quand l'extrémité du kystitome est amenée juste au centre de la cornée, on est certain d'être sur le cristallin et on lacère avec précaution. Le cristallin, en sortant, entraîne presque toujours au dehors le sang de la chambre antérieure, et, s'il en reste, il ne faut pas s'en occuper, la résorption s'en faisant en moins d'une heure.

Dans le 4°, si c'est une blessure du bord pupillaire avec perte de substance, l'hyphæma est peu considérable et se montre un peu sur la lame du couteau avant la section du lambeau, et apparaît dans la chambre antérieure après la section. Il faut se conduire comme ci-dessus.

Mais si l'hémorrhagie avait pour cause une blessure de l'iris sans perte de substance, le pronostic serait plus grave, non par le fait de l'hémorrhagie en elle-même, mais par le fait du genre de lésion qui lui aurait donné lieu. (Voir page 61.)

Z. Petit lambeau d'iris complètement enlevé, restant dans la chambre antérieure.

Quand un lambeau du bord pupillaire de l'iris est enlevé par le couteau, il reste presque toujours accolé à la lame, de sorte que l'opérateur n'a plus à s'en occuper. D'autres fois il sort seul avant, en même temps ou après le cristallin. Mais quelquefois il s'accole à la face postérieure de la cornée ou tombe dans la chambre antérieure ; dans cette dernière circonstance, il sort presque toujours avec le cristallin. Cependant il arrive, quoique rarement, qu'il reste entre les lèvres de la plaie, ou même dans la chambre antérieure. Alors on le retire avec la curette.

AA. Sortie du cristallin par fragments.

Quand la cataracte est molle partout, une portion seulement peut sortir, et le reste continue d'obstruer la pupille. Quand elle est molle à sa circonférence avec un noyau au centre, ce dernier sort, et la substance corticale molle reste quelquefois en totalité ou en partie. Le plus souvent, surtout si le sujet est encore assez jeune (moins de soixante ans), l'absorption de ces fragments se fait assez bien. Mais assez souvent aussi, surtout si le sujet est assez vieux (plus de soixante-cinq ans), ils ne se résorbent pas, sont une cause d'inflammation de l'iris qui envoie dans la pupille des stalactiques plastiques qui font corps commun avec eux et constituent finalement une fausse cataracte consécutive, qui nécessitera plus tard une nouvelle extraction ou une pupille artificielle. J'ai même vu une fois ces fragments rester dans la pupille sans s'organiser, sans déterminer aucune inflammation, et néanmoins sans se résorber même pendant plusieurs mois (1).

(1) Mme Autain, soixante ans, à Déville, près Rouen, est opérée par moi des deux yeux en janvier 1858. Je fus obligé de laisser dans la pupille de l'œil gauche des fragments corticaux du cristallin. A l'œil droit, la cataracte sortit en entier, et la pupille était très nette. Il y avait donc plus de chances de succès à droite qu'à gauche. Mais, sans cause appréciable, l'œil droit fut pris d'ophthalmite, et, dès le cinquième jour de l'opération, sa perte était assurée. Dans l'œil gauche, au contraire, la cicatrice de la plaie cornéenne s'était faite si rapidement et avec si peu d'inflammation, que huit jours après on n'aurait pas supposé que cet œil avait subi une opération quelconque. La pupille seule était blanche, mais se dilatait par l'atropine; il n'y avait donc pas d'adhérence. J'espérais donc, j'étais même convaincu de la résorption prochaine de ces fragments; eh bien! il n'en fut rien. Malgré l'emploi de l'atropine en collyre et du calomel à l'intérieur pendant plusieurs mois, l'œil conserva le même aspect. Je décidai donc une nouvelle opération.

Quoiqu'il n'y eût pas d'irrégularité dans la pupille, et par conséquent pas de synéchies, je croyais avoir affaire à une fausse membrane, et je pris mes dispositions pour en faire l'extraction. Je fis une ponction à la circonférence de la cornée comme pour l'iridectomie; mais quel ne fut pas mon étonnement de voir se précipiter en dehors, avec l'humeur aqueuse, une certaine quantité de petits fragments cristalliniens! J'agrandis de suite ma ponction avec un couteau boutonné; il sortit de nouveaux fragments, et avec la curette j'en retirai encore d'autres. Mais il en reste encore un, que je ne pus jamais parvenir à faire sortir ni tomber dans la chambre antérieure. L'œil fut pansé par les bandelettes, et deux

Il est donc important, surtout si l'opéré est vieux, de faire sortir ces fragments. On le fait avec la curette et avec toute la délicatesse possible. Si, cependant, on échoue après plusieurs tentatives, il vaut mieux se résigner à les laisser au hasard de l'absorption, plutôt que de risquer à contondre la plaie cornéenne ou l'iris par des manœuvres trop prolongées. Il faut craindre aussi que l'œil du malade ne *s'impatiente* et qu'une contraction musculaire ne vienne faire sortir les fragments avec une quantité plus ou moins notable d'humeur vitrée (1).

BB. Expulsion et chute du couteau. (Voir page 59.)

CC. Lambeau trop petit.

Cet accident ne m'est jamais arrivé et il n'arrivera jamais à aucun opérateur qui suivra les indications que j'ai données (pages 32, 58, 59); enfin, en supposant qu'il arrive, il faudrait se garder d'agrandir la plaie avec des ciseaux, comme on le recommande cependant dans un grand nombre d'ouvrages; car les lèvres de la plaie faites avec les ciseaux ne pourraient jamais être nettes, elles seraient toujours plus ou moins contusionnées, et les

---

jours ensuite tout était guéri, et la vue rétablie d'une manière passable. Je dis *passable*, parce que le fragment que j'avais laissé est venu se replacer dans le centre de la pupille, où il jouit d'une certaine mobilité. Disparaîtra-t-il plus tard? Il y était encore cinq mois après. Cette dame voit bien à se conduire et même à lire avec des verres à cataracte.

(1) Cependant il est des cas très heureux où une contraction brusque des muscles oculaires expulse les débris cristalliniens seuls. C'est ce qui m'est arrivé sur l'œil droit de M. Asse, soixante-dix-huit ans, ancien magistrat à Rouen. L'œil gauche avait été opéré avec une légère perte d'humeur vitrée, due aux contractions spasmodiques et involontaires des muscles oculaires; le cristallin était sorti en entier, mais à droite une notable partie de la substance corticale était restée dans la pupille; j'avais beaucoup de mal à introduire la curette convenablement à cause de l'irritabilité oculaire extrême de l'opéré, quand tout-à-coup une contraction musculaire fit bâiller la plaie et expulsa tous les débris d'un seul coup et sans perte d'humeur vitrée. L'opération fut suivie du plus beau succès de ce côté et d'un moindre succès à gauche, M. Asse pouvant lire facilement le nº 5 *Didot*.

Malgré cet heureux événement, je n'engagerai jamais un opéré à contracter les paupières pour faire sortir des débris cristalliniens.

chances seraient grandes pour une suppuration du lambeau : 1° si la cataracte était molle, on pourrait la briser avec la curette et la faire sortir par fragments ; 2° si elle était molle à la circonférence avec un noyau dûr au centre, on réussirait encore avec la curette ; 3° si la cataracte était dure et qu'il eût été impossible de la faire sortir avec la curette, on agrandirait la plaie avec le couteau boutonné, en ayant soin de fixer l'œil avec une pince saisissant la conjonctive, et en attirant à soi pour ne pas comprimer le globe.

DD. Lambeau trop grand.

Cet accident ne m'est non plus jamais arrivé et n'arrivera pas, je pense, en suivant mes indications (pages 32-58-59). Mais s'il arrivait, il serait irrémédiable ; l'extraction du cristallin n'en serait que plus facile. Seulement il y aurait plus d'exposition à la suppuration du lambeau. Néanmoins l'opération réussirait encore très souvent, puisque certains opérateurs comprenaient les deux tiers de la cornée dans leur incision et avaient des succès.

CHAP. XIV. — ACCIDENTS QUI SURVIENNENT APRÈS L'OPÉRATION.

A. Sortie de l'humeur vitrée quand on couche l'opéré.

J'ai dit quelles précautions on devait prendre et quelles recommandations on devait faire à l'opéré ; car il y a certains vieillards surtout qui veulent faire les vaillants, prétendant qu'ils se coucheront bien seuls, etc., etc. Eh bien ! quoique je leur répète sans cesse de se laisser déshabiller passivement et de se laisser coucher de même, il en est qu'on ne peut empêcher de se livrer à des mouvements inconsidérés (1), et dans les ef-

(1) En voici une observation remarquable parmi bien d'autres. M. Guillotin, cinquante-huit ans, à Criquebeuf-la-Campagne (Eure), est opéré par moi, il y a cinq ou six ans, de deux cataractes par extraction supérieure. L'opéré est mené près de son lit avec toutes les précautions nécessaires. Une de ses filles lui retire ses bas ; mais trouvant qu'elle ne va pas assez vite, il se baisse rapidement avant que je puisse l'en empêcher. Il sortit un flot d'humeur vitrée des deux côtés ; les joues en étaient couvertes jusqu'à la

forts qu'ils font, ils contractent les paupières et font quelquefois sortir une certaine quantité d'humeur vitrée qui s'écoule sur les joues au-dessous de la cravate. J'ai vu bien des fois cet accident, et je me suis toujours conduit comme s'il n'avait pas eu lieu ; et je m'en suis bien trouvé. En effet, si, pour s'assurer de l'état des yeux dans cette circonstance, on levait le pansement, il est certain qu'on perdrait encore de l'humeur vitrée.

B. Sortie de l'humeur aqueuse pendant les premiers jours qui suivent l'opération.

Cet événement est *forcé*, et le malade doit être prévenu de ne pas s'effrayer de ce que de ses yeux couleront un peu de liquide pendant un, deux ou trois jours. En effet, tant que la plaie cornéenne n'est pas cicatrisée, il s'écoule toujours au dehors une petite quantité d'humeur vitrée.

C. Accumulation des larmes.

Il arrive assez souvent que par suite de l'occlusion de l'œil par les bandelettes, et aussi de l'agglutination des paupières par du mucus épaissi et desséché, les larmes s'accumulent entre le globe et les paupières. Le malade ressent une douleur plus ou moins vive et permanente, mais qui cesse tout-à-coup par la sortie instantanée des larmes, dont l'augmentation a nécessairement fait une brèche à un point quelconque de la commissure palpébrale. La douleur cesse à l'instant même. Ce phénomène peut se renouveler plusieurs fois dans les huit ou dix premiers jours ; on rassure le malade sur cet accident, dont on lui donne l'explication.

D. Hémorrhagie intra-oculaire.

Ce terrible accident est heureusement extrêmement rare, puisqu'on ne le trouve même pas mentionné dans les ouvrages d'ophthalmologie les plus étendus.

---

bouche et au col de la chemise. Je l'admonestai sévèrement en lui disant qu'il avait compromis le succès de ses opérations. On le coucha, et il fut laissé aux soins de son médecin ordinaire. Eh bien ! malgré ce fâcheux accident, les suites de l'opération furent assez heureuses, et finalement la vue fut passable, de manière même à lire, etc.....

MM. Wite Cooper, de Londres, et Rivaud-Laudrau, de Lyon, en rapportent quelques exemples provenant de leur immense pratique en un grand nombre d'années. (Voir *Annales d'oculistique*, t. 38, p. 170, — t. 40, p. 129, — t. 40, p. 181.) Je viens d'être témoin d'un fait semblable, il y a environ deux mois, et en voici l'observation :

Le nommé Brière, âgé de soixante ans, jardinier, demeurant à Louviers, m'est adressé à l'hôpital ophthalmique Saint-Vincent-de-Paul par le bureau de bienfaisance de sa ville. Il est aveugle depuis quelques années. L'œil droit est atteint d'amaurose complète et de cataracte antéro-postérieure incomplète. Les opacités éparses et radiées du cristallin laissant des espaces transparents, il est évident qu'il y aurait encore un certain degré de vision s'il n'y avait pas d'amaurose ; mais il n'y a même pas perception des ombres ni des phosphènes, et la pupille, de grandeur normale, est immobile. A l'ophthalmoscope, on peut voir un peu la couleur rouge du fond de l'œil à travers les éclaircies des opacités cristalliniennes ; mais il est impossible de voir le nerf optique, et par conséquent de faire un examen minutieux de la rétine. On peut toujours affirmer qu'il n'y avait pas de décollement rétinien. (Ce phénomène *grossier*, par rapport à l'ophthalmoscope, eût été apprécié à travers les éclaircies.)

L'œil gauche est atteint d'une cataracte lenticulaire demi-molle. La pupille, de grandeur normale, se contracte et se dilate bien. Il y a perception des ombres, mais les phosphènes sont faiblement perçus (1).

Brière est d'une mauvaise santé. Il a fait un grand nombre de maladies, le plus souvent gastro-intestinales, qui lui faisaient garder le lit pendant plusieurs semaines. Je déclarai au malade et je fis savoir à l'administration de bienfaisance de Louviers que l'œil droit était positivement incurable, et que l'œil gauche pouvait être atteint, derrière la cataracte, d'un certain degré d'amaurose. Finalement, je donnais très peu d'espoir pour un résultat heureux ; mais je terminais en déclarant qu'il y

(1) La faiblesse de perception des phosphènes ne pouvait être d'un grand poids dans le pronostic, puisque le malade, étant amaurotique de l'œil droit, n'avait pas pour comparaison une perception phosphénienne vive sur un œil sain.

aurait inhumanité à ne pas opérer cet homme, qui le demandait avec instance, puisque la complication amaurotique complète ne pouvait être péremptoirement prouvée.

Je pratiquai donc l'opération par extraction supérieure, le 4 février 1859. Comme le globe était assez saillant, il me fut facile de continuer ma section sous la conjonctive, en faisant glisser entre cette dernière et la sclérotique la lame du couteau. Je retirai ce dernier sans achever la section, et je fis sortir le cristallin à l'aide de la curette. J'avais donc fait l'extraction sous-conjonctivale de M. Desmares. La pupille était très nette, et l'opéré put reconnaître quelques objets. Dans les mouvements que le globe exécutait pour l'acte de la vision, le lambeau cornéen était exactement juxta-posé, et la languette du pont conjonctival empêchait parfaitement tout écartement de la plaie. J'étais émerveillé de la beauté de ce mode opératoire et de son résultat présent. De sorte qu'après avoir pansé le malade, je partis avec autant d'espoir de succès que j'avais eu de crainte auparavant. Malheureusement cet espoir ne dura pas longtemps. En effet, sur les trois heures après midi, environ six heures après l'opération, l'infirmière vint me prévenir que le malade avait été pris d'une vive douleur dans l'œil et qu'il y avait quelques gouttes de sang provenant de son œil sur le col de sa chemise. Comme il n'y avait pas longtemps que j'avais lu les articles de MM. Wite Cooper et Rivaud-Laudran, j'eus tout de suite l'idée que mon opéré avait une hémorrhagie intra-oculaire et que son œil était instantanément perdu. Je me rendis immédiatement à l'hôpital. Avant de lever l'appareil, je constatai sur la joue, le cou et la chemise du malade, environ une cuillerée à café de sang. J'enlevai l'appareil, et il sortit d'entre les paupières une demi-cuillerée à café environ d'un sang assez noir. La paupière supérieure était très tendue et proéminente. Je décollai les bandelettes, et le globe de l'œil me présenta ce qui suit : le lambeau cornéen est entr'ouvert autant que le lui permet la languette conjonctivale, qui est tendue au maximum (comme une corde à un violon). On comprend que, si elle n'existait pas, le lambeau serait complétement renversé et tout l'œil vidé. De chaque côté de la languette sont deux tumeurs d'un rouge vineux presque noir, l'externe de la grosseur d'une petite noisette, l'interne de la grosseur d'une lentille. On comprend qu'elles sont le résultat d'une seule tumeur dont le milieu est étranglé par la languette. Ces deux tumeurs sont constituées par du sang, par du corps vitré, par l'iris, et probablement par la rétine, et peut-être même la choroïde. Il s'en écoule quelques gouttes de sang. Avec des pinces, crochets et ciseaux, je pratique l'excision de ces tumeurs ; une demie-cuillerée de sang peut-être s'écoule. Il s'arrête au bout d'une demi-heure. Mais la juxta-position du lambeau ne peut se faire exactement. Je pratique l'occlusion de l'œil. L'hémorrhagie se reproduisit un peu au bout du quatrième ou cinquième jour, et aussi au huitième. La plaie, au quinzième jour, présentait une cicatrice assez solide, et la pupille, très large et supérieure, était assez nette, mais ne donnait aucune lumière. Il y avait une injection générale du globe. Le malade fut renvoyé dans sa famille au bout de trois semaines pour y terminer sa convalescence. Mais je prévins ses parents que, malgré la netteté apparente de la pupille, il n'y avait aucun espoir de vision.

En effet, trois mois après, je viens de revoir Brière. Il n'y a plus d'inflammation, mais il n'y a plus de pupille ; c'est-à-dire que l'iris et la pupille sont représentés par une surface uniformément d'un gris rouillé. Il y a un commencement d'atrophie bulbaire avec ramollissement ; pas de phosphènes. Finalement, c'est un œil irrévocablement perdu.

Cette observation vient à l'appui de l'opinion de M. Wite Cooper et à l'encontre de celle de M. Rivaud-Laudrau. Le premier pense que l'hémorrhagie ne peut avoir lieu que par une disposition particulière de la choroïde, déjà décollée ou prête à se décoller. Le second pense que l'hémorrhagie n'a lieu que par la perte d'une certaine quantité d'humeur vitrée : d'où défaut de plénitude du globe et défaut d'équilibre de pression. Eh bien ! dans le cas ci-dessus, il n'y a pas eu perte d'un atome du corps vitré, et, en outre, j'avais pronostiqué un insuccès par mauvaise disposition prévue des parties rétro-cristalliniennes.

E. Hyphæma.

Nous avons vu que l'hyphæma, pendant l'opération (page 78), était un accident assez commun et sans gravité. Mais l'hyphæma, à dix ou douze jours après l'opération, est beaucoup plus rare, et je ne l'ai observé qu'une fois. Le nommé Coquelin, âgé de soixante ans, est opéré des deux yeux à l'hôpital Saint-Vincent-de-Paul. L'opération tourne bien, et, au dixième jour, la cicatrice paraissant solide et les yeux exempts d'inflammation, la vue bonne, je cessai d'appliquer des bandelettes. Mais au douzième ou treizième jour, le malade se plaignit de ne plus voir de l'œil gauche et d'y éprouver un peu de douleur. Je l'examine et je trouve un hyphæma s'étendant jusqu'à moitié de la pupille et sans aucune inflammation. La cause fut facile à établir : le malade s'étant couché sur le côté, malgré ma recommandation, son œil avait été appuyé sur sa main ou le coin de son oreiller, et il y avait eu un écartement de la plaie. (J'avais fini ma section assez loin dans la conjonctive, et on voyait très bien les vaisseaux qui fournissaient le sang.) Je refermai plusieurs jours l'œil avec les bandelettes. Il y eut résorption d'une partie du sang ; mais il s'en forma encore d'autre, toujours sans inflammation ni douleur. Finalement, au bout d'environ quinze jours, tout disparut. La vue est aussi bonne de ce côté que de l'autre, car Coquelin lit facilement le n° 5 *Didot* avec verres n° 3 biconvexes. (Résultat magnifique.)

F. Hernie de l'iris.

Cet accident arrive quelquefois dans les cinq à six premiers jours de l'opération. Disons de suite que c'est toujours la faute du malade, qui a fermé les paupières trop violemment ou s'est livré à quelque mouvement brusque en mouchant, crachant, toussant ou éternuant. Quelques malades ne ressentent rien de cet accident et ne se plaignent d'aucune douleur ; d'autres éprouvent dans l'orbite une sensation d'un corps étranger mollasse, mais sans douleur vive ; c'est plutôt une gêne. Mais il en est quelques-uns qui éprouvent des douleurs lancinantes et s'irradiant sur le trajet des nerfs de la cinquième paire. J'ai remarqué que la grosseur de la hernie n'avait aucune influence sur la douleur accusée par le malade. Tantôt la conjonctive est rouge et tuméfiée, et ce sont les cas où il existe de la douleur ; tantôt la conjonctive est seulement injectée, comme après une opération sans accident.

Je suis certain qu'on a exagéré considérablement la gravité de cet accident, car j'ai vu une certaine quantité d'opérés chez lesquels des hernies de l'iris plus ou moins considérables avaient eu lieu, et qui n'ont pas moins récupéré une bonne vue sans aucune opération d'excision irienne. Le premier cas que j'observai fut sur M. Hardy, cinquante-six ans, rue Malpalu, opéré des deux yeux. Au dixième ou douzième jour, il survint tout-à-coup dans l'œil gauche une hernie considérable de l'iris (comme un pois) en haut et en dehors. Je voulais l'opérer ; mais le malade, qui ne souffrait nullement, me pria d'attendre. J'attendis, en effet, et la hernie finit par s'atrophier complétement. La pupille est déviée en dehors, mais la vue est très bonne. Depuis, j'ai eu occasion d'observer le même résultat chez des opérés très éloignés de mon domicile, confiés à leur médecin et que je ne revoyais que quelques mois plus tard, quand ils venaient me remercier et essayer des lunettes.

Voici comment j'explique le mécanisme de l'atrophie des hernies iriennes. Je suppose une hernie de la grosseur d'un grain de blé arrivée aujourd'hui ; demain elle sera doublée de volume sans qu'il soit sorti une plus grande quantité d'iris. En effet, la plaie de la cornée, qui a de la tendance à se fermer, quoique étranglant assez fortement le col de la hernie, n'a de prise que sur les vaisseaux veineux. Les capillaires artériels apportant toujours du sang, et les veineux étant étranglés, cela explique parfaitement la tension et le gonflement énorme de cette hernie. Mais, au bout d'un certain temps, la plaie, se resserrant de plus en plus, étrangle à leur tour les capillaires artériels. C'est alors que la tumeur commence à se flétrir et à disparaître progressivement, quoique très lentement. Il faut environ trois à quatre mois, et quelquefois plus. Ainsi, M. Decaux, soixante-dix-neuf ans, aux Authieux, opéré des deux yeux en même temps, a eu sur chaque œil une hernie de l'iris de la grosseur d'un grain de blé ; l'atrophie complète des hernies n'a eu lieu qu'au bout d'un an. Cet opéré n'a nullement souffert après l'opération, et deux mois après, quand il vint pour essayer des lunettes, bien qu'il eût ses hernies, il voyait bien, ne souffrait pas et n'avait pas d'inflammation ni rougeur des yeux. S'il en est ainsi dans la plupart des cas, il arrive aussi quelquefois que la douleur est vive, l'inflammation idem, il y a iritis et kératite, tendance au staphylôme et à l'oblitération pupillaire.

Règles. Quand c'est un malade que j'ai opéré et auquel je donne moi-même les soins consécutifs, je surveille attentivement la hernie. Si elle n'est pas douloureuse, qu'il n'y ait pas d'inflammation vive, si la vue est assez bonne, j'attends, et presque toujours le succès couronne cette conduite. Si, au contraire, il survient des accidents inflammatoires, que la plaie cornéenne se ramollisse (ce qui se reconnaît à une teinte blanchâtre de ses bords), alors je pratique l'excision. On comprend aisément que je pratique aussi l'excision de la hernie, quand, dès son apparition, elle est suivie d'accidents plus ou moins graves (1).

(1) Ici je m'attends à une objection. A. *Comment faites-vous avec les malades éloignés que vous avez confiés aux soins de leurs médecins? Ce n'est pas ce dernier qui fera l'iridectomie, en supposant, ce qui n'arrivera pas toujours, qu'il puisse constater la hernie.* — Je suis obligé d'avouer que si le malade ne me fait pas redemander, sa hernie ne peut être combattue que par les soins médicaux (pour mieux dire, médicamenteux).

B. *Pourquoi consentez-vous à opérer des malades à leur domicile, au lieu de les faire venir dans votre ville, les exposant ainsi à être privés d'une opération utile que vous seul pouvez faire?* Voici une réponse pour cet accident, ou pour d'autres qui pourront nécessiter la présence de l'opérateur :

Sur mille malades opérés chez eux et qui n'auront plus reçu la visite de l'oculiste après l'opération, il y aura moins d'aveugles que sur mille malades qui auront quitté leur domicile pour venir se faire opérer au domicile de l'oculiste qui leur continuera ses soins. Cette assertion se comprendra facilement, quand on sait que la plupart des cataractés sont des vieillards qui ont leurs habitudes, et dont quelques-uns se croiraient perdus s'ils n'étaient plus chez eux. Tout dernièrement encore, à l'hôpital ophthalmique, j'ai été obligé de renvoyer dans son pays une femme de campagne qui, opérée dans les meilleures conditions, a été prise de nostalgie, et, par suite, d'une ophthalmie progressive, qui n'avait pas d'autre cause que la privation de sommeil provoquée par les préoccupations et les inquiétudes de toutes sortes qui assiégeaient l'esprit de cette malade au sujet de tout ce qui pouvait se passer dans sa maison.

C'est pourquoi, lorsque je suis consulté par un cataracté au sujet de l'opération, je lui pose cette question : Vous est-il indifférent

Manuel opératoire. Les paupières étant maintenues par un élévateur et un abaisseur, on saisit d'une main la conjonctive avec une pince environ à la hauteur de l'attache antérieure du droit interne, on attire l'œil en bas, et avec l'autre main, armée de petits ciseaux courbes sur le plat, on *tond* vivement la hernie. Quand le malade est ferme et docile, on peut lui éviter la douleur de la pince en le faisant regarder fixement en bas. On panse ensuite avec les bandelettes de taffetas d'Angleterre, qu'on peut retirer deux ou trois jours après. Les suites de cette opération sont presque toujours heureuses, et je ne me souviens que d'un insuccès. Mme Talon, cinquante-neuf ans, à Thuit-Signol (Eure), avait été opérée par moi des deux yeux; la vue était passable des deux côtés, quand, deux mois après l'opération, une hernie de l'iris se fit en haut de l'œil droit. On ne m'en donna pas la cause, mais il est probable qu'elle était traumatique. Je pratiquai l'excision; mais il survint un iritis, la pupille fut bouchée par une fausse membrane, l'œil devint plus mou et un peu plus petit; finalement, la vision devint nulle de ce côté (1). Je ne tentai pas d'opération de pupille artificielle, vu le peu d'espoir de succès, et puisque la vue de l'œil gauche était satisfaisante.

S'il arrivait qu'on n'eût pas bien *tondu* la hernie, qu'on eût coupé au-dessus du col, il faudrait se servir de petites pinces fines pour saisir ce qui resterait, l'attirer un peu et le reséquer; et si, dans cette circonstance, le malade n'était ni ferme ni docile, il faudrait nécessairement avoir recours à la pince fixatrice et la confier à un

---

d'abandonner votre maison pendant quelques semaines pour venir vous installer auprès de moi? S'il me répond qu'il se trouve bien partout et qu'il fera suivant mes conseils, je l'engage alors à rester à Rouen. Si, au contraire, il me dit qu'il ne dort pas ailleurs que dans son lit, s'il paraît devoir s'inquiéter d'être absent de sa maison, alors je lui propose d'aller l'opérer chez lui.

(1) J'aurais peut-être pu me dispenser de citer cette observation d'insuccès. En effet, il est bien certain qu'une hernie de l'iris deux mois après l'opération pourrait bien n'être pas considérée comme un accident consécutif à l'opération, puisque la malade était alors guérie et voyait assez. Néanmoins on peut supposer que la cicatrice était encore faible, peut-être même en état de ramollissement; peut-être même y avait-il une petite hernie (myocéphalon) que n'aperçurent pas le médecin et les parents de la malade, et que, par suite d'une pression sur l'œil pendant le sommeil, la hernie s'effectua telle que je l'observai quelques jours plus tard.

aide, puisque alors l'opérateur a dans la main gauche la petite pince pour saisir l'iris, et dans la main droite les ciseaux pour le couper. On pourrait encore faire comme suit : si un des aides a l'habitude des opérations, l'opérateur fixe l'œil avec la pince fixatrice de la main gauche, saisit l'iris avec l'autre pince de la main droite, et l'aide excise l'iris.

J'ai supposé dans cette manœuvre l'œil gauche à opérer; si c'était l'œil droit, le rôle de chaque main serait interverti. Néanmoins il des opérateurs qui, quoique maniant le couteau parfaitement de la main gauche, ne font pas manœuvrer de cette main les ciseaux avec autant de précision et de sûreté que de la main droite; ils pourront alors se mettre derrière le malade, afin de se servir des ciseaux de la main droite. Dans ce cas, le malade devrait être couché sur son lit sans dossier (lit de sangle, par exemple), ou, à défaut de lit convenable, assis par terre sur un coussin, le dos et la tête renversés sur les genoux de l'opérateur : ce dernier assis sur une chaise.

G. Hypopion.

Je n'ai vu cet accident qu'une seule fois. M. Leroux, soixante-douze ans, à Conches (Eure), atteint d'une cataracte complète à droite et incomplète à gauche, n'avait pas voulu attendre la maturité de la gauche; j'opérai donc l'œil droit seul. Un très petit segment du bord pupillaire de l'iris fut emporté. Tout se passa bien pendant quinze jours, et la vue était assez bonne, quand des douleurs survinrent quinze à vingt jours après l'opération, et on me fit demander. Je trouvai un hypopion (1) remplissant la moitié de l'espace compris entre la pupille et la circonférence inférieure de la cornée. La douleur était vive, l'inflammation modérée, la vue presque nulle. Je prescrivis une saignée, un large vésicatoire entre les épaules, le calomel à dose quotidienne (0,10), l'atropine en collyre (0,05 pour eau 5), le sulfate de soude (60 gr.), comme purgatif répété plusieurs jours. Finalement le traitement triompha de l'hypopion, qui dispa-

(1) Cet hypopion dépendait probablement d'un ramollissement suppuratoire de la plaie cornéenne. Cette dernière était, en effet, blanchâtre et paraissait légèrement écartée. L'iris n'avait pas changé de couleur.

rut; mais il resta dans la pupille une fine trame légèrement opaque, de sorte que M. Leroux (1), quoique voyant bien à se conduire et à toutes les occupations ordinaires, ne voit à lire qu'avec hésitation et après un certain temps d'étude.

Je pense que si pareil fait se représentait, j'agirais d'abord comme ci-dessus; mais si l'hypopion montait jusqu'au bord pupillaire inférieur, je pratiquerais sans hésiter la paracentèse cornéenne inférieure et me servirais d'une curette pour amener le pus en dehors, s'il était trop épais pour sortir tout seul (2).

H. Entropion.

J'ai rencontré cet accident plusieurs fois, et toujours à la paupière inférieure. Comme cet entropion est spasmo-

(1) La cataracte gauche est actuellement mûre, et je pensais l'opérer cette année ; mais il paraît que M. Leroux se contente de la vue de son œil droit. Au reste, il sera toujours temps pour l'œil gauche.

(2) Ceci était écrit avant l'observation suivante. Le nommé Lefebvre, soixante-neuf ans, a été opéré tout dernièrement par moi, de deux cataractes, à l'hôpital ophthalmique. Les premiers jours allèrent bien et la vue était assez bonne, surtout à gauche ; mais au septième ou huitième jour, des douleurs dentaires supérieures se font sentir, l'œil devient à son tour douloureux, rouge, avec vision diminuée. L'inflammation fait des progrès, malgré des scarifications, les purgatifs, l'atropine et le calomel ; l'iris devient verdâtre, la pupille est obstruée par une substance jaune blanc. Deux jours plus tard on ne voit plus la pupille, qui est confondue avec l'iris, formant ensemble une surface jaune verdâtre. Au bas de la chambre antérieure existe un petit hypopion en croissant et jaunâtre. Voyant cet œil marchant irrévocablement vers sa perte, je me décide à pratiquer l'iridectomie. Je fais mon ouverture à la circonférence inférieure de la cornée, à cause de l'hypopion ; j'introduis ma pince pour saisir l'iris, mais au lieu de l'amener, j'amène une fausse membrane, épaisse d'un millimètre et large comme une lentille. A l'instant même la pupille est noire, l'iris reprend sa couleur, et le malade récupère la vue. Tous les assistants sont étonnés, et je ne le suis pas moins. Emerveillé par ce résultat, je m'en tiens là et je ne crois pas nécessaire de faire l'iridectomie. Mais ce beau résultat n'eut pas de continuité; il se forma encore une fausse membrane dans la pupille, mais très lentement et avec diminution de l'inflammation. Bref, le nommé Lefebvre a actuellement une fausse cataracte consécutive ; mais comme il distingue très bien le jour de la nuit, je pense lui rendre la vue dans quelques mois par une pupille artificielle. Aurais-je mieux fait en le faisant tout d'abord ? Des observations ultérieures de faits analogues où l'on pratiquera l'iridectomie pourront seuls tracer la règle de conduite pour l'avenir.

dique, on comprend qu'il se fait toujours en bas, où le tarse, étant plus étroit, se retourne naturellement plus facilement en dedans, sous la puissance des conctractions de l'orbiculaire.

Cet accident pourrait, à la longue, amener la perte de l'œil, s'il n'y était porté remède ; et s'il n'y était porté remède, on peut être certain que l'entropion persisterait éternellement. En effet, la cause de cet entropion est la photophobie et la contraction consécutive de l'orbiculaire. Dès que les cils ont touché le globe, l'inflammation et la photophobie augmentent ; cette dernière fait augmenter l'entropion. Il en résulte que la cause devient effet, et réciproquement, et que par conséquent la guérison spontanée est impossible.

J'étais parvenu, jusqu'à l'époque dont je vais parler ci-après, à redresser la paupière avec une bandelette de taffetas d'Angleterre placée horizontalement sous les cils ; une deuxième était fixée par un fil et par son extrémité, verticalement à angle droit sur le milieu de la première, et quand celle-ci était sèche, on mouillait celle-là et on la fixait sur la joue, après avoir opéré une certaine traction qui tenait la paupière inférieure renversée en dehors. Chez quelques malades même, j'avais obtenu le redressement en les faisant tirer en bas sur leur paupière avec le doigt, le coude appuyé sur la table, pendant plusieurs heures de suite, et en changeant de main quand ils étaient fatigués de la première. Tels sont les moyens que je mettais en usage quand, il y a quatre ou cinq ans, j'opérai M. Varin, soixante-dix-sept ans, à Fauville. Un entropion se manifeste à l'œil gauche ; on me fait redemander. Je me disposais à employer le taffetas d'Angleterre, quand mon confrère Harou, de Fauville, qui m'avait assisté dans l'opération et qui se trouvait présent, me dit qu'il connaissait une substance qu'il avait employée pour d'autres circonstances et qui, suivant lui, ferait merveille ici. C'était le collodion. On en envoya chercher ; mon confrère tira sur la joue pour redresser la paupière, prit un pinceau qu'il trempa dans le collodion, en mit deux ou trois couches, et la paupière resta abaissée à ma grande satisfaction. Depuis ce jour je n'emploie jamais d'autre moyen, et il réussit toujours. On peut même laver l'œil sans que le collodion se détache, et il dure quelquefois huit jours. Une seule application suffit presque toujours pour que les cils ne frottent plus l'œil, pour que la photophobie disparaisse, et qu'il n'y ait plus de tendance à l'entropion. Si, au contraire, l'entropion récidive, on récidive aussi le collodion, et après plusieurs poursuites la victoire reste toujours à ce dernier.

J'ai lu dernièrement dans les *Annales d'oculistique* que M. Nélaton, dans un entropion de ce genre, avait employé avec succès une serrefine. Je n'ai pas eu l'occasion d'essayer ce moyen, en ayant un très bon à mon service et dont l'application n'est pas douloureuse. Quelques malades cependant accusent une cuisson assez vive, mais presque aussitôt disparue, et que j'attribue à l'évaporation du collodion.

I. Renversement du lambeau.

Cet accident, très commun comme primitif, c'est-à-dire au moment de l'opération, et auquel il est facile de remédier, comme nous l'avons vu (page 76), est, au contraire, très rare comme consécutif, c'est-à-dire plusieurs jours après l'opération. Je ne l'ai observé qu'une fois. Le nommé Viger, soixante ans, à Rouen, est opéré des deux yeux. L'opération est parfaitement réussie des deux côtés. Mais, le lendemain, l'opéré est attaqué par une pneumonie grave. Son médecin est appelé; les saignées, les purgatifs, etc., sont employés avec succès, et, après sept à huit jours, le malade est hors de danger; mais il est très faible. Il ne souffre pas des yeux. Je lève l'appareil et je trouve le lambeau gauche tout-à-fait renversé, appliqué et comme soudé sur le segment inférieur de la cornée. Il me fut impossible de lui faire quitter cette position, et je dus abandonner l'œil à une perte certaine. En effet, cet œil s'atrophia plus tard. Il est certain que le renversement avait dû avoir lieu dans les premières heures après l'opération; car s'il avait été récent lors de ma visite, il m'eût été possible de le soulever et peut-être même de le remettre en place (1).

---

(1) On pourra me dire que si j'avais ouvert tous les jours les yeux de cet opéré, j'aurais probablement sauvé son œil. C'est possible, mais il aurait fallu *deviner* cet accident, puisque le malade ne se plaignait pas.

Mais pourquoi ne pas lever l'appareil tous les jours pour exa-

Le renversement du lambeau après le pansement me paraît même si extraordinaire, que je me demande aujourd'hui (quelques mois après avoir écrit les lignes ci-dessus) si le renversement ne s'était pas effectué avant le pansement et pendant que j'aurais détourné un instant mes yeux de celui de l'opéré. (Voir page 38.)

J. Suppuration et infiltration du lambeau.

Cet accident redoutable se reconnaît dès le cinquième ou sixième jour (levée du premier appareil). Déjà la moitié supérieure de la cornée est opaque ; des infiltrations purulentes se font entre les lames de cette membrane, la conjonctive est tuméfiée ; enfin, tout le cortége d'une ophthalmie générale qui se termine toujours par l'atrophie du globe (1). Parmi les opérés qui éprou-

---

miner les yeux des opérés ? C'est que je pense que si on agissait ainsi, on courrait les chances de rompre le commencement de cicatrice de la cornée, de faire bâiller la plaie, de déterminer une hernie de l'iris, et peut-être même, ce qui serait autrement grave, une suppuration du lambeau.

Une exception sur un très grand nombre d'opérations ne me fera pas changer ma règle de conduite, à savoir : de n'examiner les yeux que le cinquième ou sixième jour après l'opération, quand il n'est survenu aucune plainte de la part de l'opéré.

(1) Il m'est arrivé néanmoins de sauver les yeux d'une opérée, il y a sept à huit ans ; mais l'opération avait été faite par extraction inférieure : Mme Leclerc, soixante-dix ans, à Bondeville. Les deux lambeaux suppurèrent, la plaie était béante. Chaque lambeau cornéen se gangrena et s'allongea en languette, de manière que cette languette descendait quelques millimètres en dessous de la circonférence cornéenne, et cela quinze à vingt jours après l'opération. Je reséquai chaque languette. Il y avait alors kérato-iritis, vision nulle. Eh bien! peu à peu, la cicatrice se fit, et la vue revint graduellement, et si parfaite, que Mme Leclerc lit très bien avec des verres n° 3. J'avais eu recours, bien entendu, au collyre d'atropine et au calomel.

Si cette malade avait eu le même accident et eût été opérée par kératomie supérieure, il est certain qu'elle eût perdu les yeux. En effet, quand la suppuration se fait en haut, il y a toujours des fusées purulentes dans les lames de la cornée ; tandis que le pus, dans la suppuration du lambeau après la kératomie inférieure, tombe naturellement en bas et est expulsé avec les larmes et les mucosités,

Certes, si on pouvait prévoir cet accident chez un cataracté, on l'opérerait par kératomie inférieure ; mais comment le prévoir (sauf, comme je l'ai dit (page 11), l'existence de tumeurs lacrymales) ?

Alors, pourquoi ne pas opérer par extraction inférieure? C'est ce que nous verrons plus loin. (Chap. 19.)

vent cet accident, il y a trois catégories. Ceux de la première, en petit nombre, n'accusent aucune douleur. Ceux de la deuxième, le plus grand nombre, accusent une douleur gravative, mais qui ne les empêche pas de dormir. Ceux de la troisième, en petit nombre, accusent de vives douleurs lancinantes et gravatives qui empêchent le sommeil.

Quoiqu'il n'y ait aucun espoir de rétablir la vision, il faut néanmoins tout faire pour abréger la durée de l'inflammation. Les saignées, purgatifs, mercuriaux, collyre d'atropine, scarifications, doivent être employés et réglés en rapport avec les circonstances.

K. Phlegmon oculaire.

Bien que l'accident précédent (suppuration du lambeau) soit assez rare, celui-ci l'est bien plus encore. On comprend que cet accident, qui est assez commun dans le broiement et l'abaissement, à cause de l'étranglement des parties, doit l'être beaucoup moins dans l'extraction, puisque la plaie nouvellement faite et en état de ramollissement s'ouvre facilement sous la pression intra-oculaire, laisse écouler les humeurs de l'œil, et constitue finalement une espèce de fistule qui s'oppose à l'étranglement et à la suppuration générale du globe. Néanmoins, il est des circonstances exceptionnelles où le phlegmon se manifeste quand la plaie est déjà solide. L'œil devient rapidement très proéminent, gonflé et très douloureux. Il y a insomnie. Il ne faut pas attendre la formation du pus, car on a vu des exemples de propagation inflammatoire au cerveau par la gaîne du nerf optique. Il faut ouvrir hardiment le globe par deux *incisions-ponctions* cruciales comprenant tout le diamètre de la cornée. Aussitôt les douleurs diminuent, le globe lui-même s'affaisse un peu. Si le mieux continue, on s'en tient là. Mais si le gonflement et les douleurs persistent ou se représentent après quelques jours, il ne faut pas hésiter à recommencer les *incisions-ponctions* jusqu'à ce qu'on obtienne un mieux qui se manifeste par la cessation des douleurs et la diminution graduelle du volume du globe, qui finit par s'atrophier en quelques semaines, et constitue, au bout de quelques mois, un moignon sur lequel on peut appliquer un œil artificiel.

L. Iritis.

Il est très rare qu'après l'opération il n'y ait pas un certain degré d'iritis. Mais il y a une infinité de nuances depuis le simple iritis séreux jusqu'à l'iritis parenchymateux, avec formation de fausses membranes plus ou moins épaisses et obstruant plus ou moins complétement la pupille. Nous avons vu, au traitement consécutif, que dans tous les cas j'employais le collyre d'atropine, et le calomel à l'intérieur dès que les yeux n'étaient plus soumis à l'occlusion (du douzième au quatorzième jour). Par ce moyen, on évite un grand nombre d'oblitérations pupillaires. Quand l'inflammation de l'iris est violente, on peut, en outre, avoir recours aux saignées et purgatifs, suivant l'âge et la force du sujet. Malheureusement il est des cas où tout échoue, et la fausse membrane s'organise pour constituer une fausse cataracte consécutive.

M. Fausse cataracte consécutive.

La fausse membrane qui la constitue varie en épaisseur. Celles qui sont blanches sont plus minces, moins adhérentes; l'inflammation qui leur a donné lieu a été moins violente, a duré moins longtemps; l'iris a conservé une certaine contractilité, et on peut encore espérer d'en obtenir la séparation par les mydriatiques (1).

---

(1) Il ne faut pas se presser de faire une deuxième opération d'extraction membraneuse ou de pupille artificielle. On rencontrera encore quelquefois des malades auxquels on pourra rendre la vue sans opérations, et ce n'est qu'après plusieurs mois de persévérance dans les mydriatiques et les antiplastiques que l'on doit en dernière ressource pratiquer une nouvelle opération. J'ai dans ma pratique plusieurs exemples de rétablissement de la vue après une cécité complète de plusieurs mois. En voici un remarquable entre autres : Mme Fréret, soixante-quatorze ans, à Caudebec-lès-Elbeuf, est opérée des deux yeux le même jour; insuccès à gauche par phlegmon, vision nulle à droite par fausse cataracte. Pendant plusieurs mois, j'employai l'atropine sans succès, et une nouvelle opération était convenue pour dans quelques mois. Mais j'avais conseillé néanmoins l'emploi quotidien de l'atropine. Un ou deux mois après ma dernière visite, Mme Fréret vient me voir; la voyant se lever dans ma salle d'attente pour venir à ma rencontre, je prie sa sœur, qui l'accompagnait, de vouloir bien la guider. « C'est inutile, me dit mon opérée : j'y vois parfaitement depuis hier, et cela m'est arrivé tout-à-coup, comme si on eût tiré un rideau. »

Celles qui sont d'un blanc jaune ou blanc verdâtre sont plus épaisses ; elles s'étendent généralement à toute la face postérieure de l'iris, qui, revêtu d'une telle doublure, est incontractile et n'obéit plus à l'action de l'atropine. Ici, il n'y a aucun espoir de rétablir la vue sans opération, et encore cette dernière ne doit être entreprise que sept à huit mois, un an, après la première, afin que l'on soit bien certain que l'iris a perdu toute tendance à l'inflammation. Bien entendu qu'avant de décider l'opération on s'assure par les phosphênes, par la lampe et les ombres, que l'inflammation qui a produit la fausse membrane n'a pas produit en même temps l'amaurose.

Quand j'ai décidé l'opération, je m'y prends comme suit : je fais à la circonférence de la cornée, à l'union de la sclérotique, une ponction avec le couteau lancéolaire, et avec de petites pinces fines je détache et j'extrais la fausse membrane en tout ou partie, en une ou plusieurs fois (1). Si la fausse membrane est si flexible et si élastique qu'elle s'échappe continuellement des pinces, je pratique l'iridectomie avec les mêmes pinces

---

En effet, la pupille était libre. L'action permanente du dilatateur de la pupille, sous l'influence de l'atropine, avait diminué peu à peu la ténacité des adhérences, et la rupture en avait eu lieu instantanément. Mais disons de suite que, chez tous ceux qui recouvrent la vue dans cette circonstance, le résultat n'est pas aussi brillant. Chez la plupart, tout-à-coup un point circonférenciel de la fausse membrane se détache, il se fait une petite lacune transparente au point correspondant (entre la circonférence de la membrane et le bord pupillaire de l'iris) ; un certain degré de vue est immédiatement restitué. Peu à peu la lacune augmente par le déchirement progressif des synéchies voisines, et la vue augmente graduellement. Très souvent le tiers, la moitié, les trois quarts de la fausse membrane persistent, mais la vision se fait très bien par la lacune.

(1) Il arrive quelquefois que la fausse membrane se détache du côté nasal et qu'elle reste adhérente et flottante au bord pupillaire temporal, et qu'on ne peut la détacher tout-à-fait. C'est inutile de faire de longues tentatives ; le succès est assuré dans ce cas. Le malade recouvre la vue à l'instant même, et cette membrane flottante finit par s'atrophier et se résorber complétement. Tel est le cas de Mme Petit, cinquante-huit ans, à Hautot-Saint-Sulpice, opérée par moi un an auparavant de deux cataractes. Il y avait eu succès complet à gauche, mais à droite une fausse membrane s'était formée dans la pupille. Le médecin qui devait m'assister fut empêché de venir, et je dus me faire aider par des personnes étrangères à la médecine. Je fis l'opération sans fixer l'œil ; je ne pus

(pince Desmares), ou mieux avec la pince à double crochet de Reisenger. Mais malheureusement on rencontre des cas où l'on ne peut ni enlever la fausse membrane, ni saisir, ni faire sortir l'iris. C'est presque toujours (1) une opération manquée. Il ne reste plus qu'à tenter encore, quelques mois plus tard, la pupille artificielle par iridecto-médialysis.

N. Substance corticale du cristallin obstruant la pupille et ne se résorbant pas.

Je n'en ai vu qu'un exemple. La plupart du temps, quand il reste des petits morceaux de substance corticale dans la pupille, ils se résorbent peu à peu, surtout si le sujet n'est pas trop vieux, ou bien ils déterminent une inflammation avec pseudo-membrane. Aussi, dans le cas que j'ai vu, avais-je fait une erreur de dagnostic. (Voir, page 79, l'observation Autain.)

---

saisir la membrane avec la pince. J'introduisis le double crochet Reisinger, et je détachai la circonférence nasale de la membrane avec la pince; mais, malgré tous mes efforts, elle resta adhérente et flottante au bord pupillaire temporal. La vue fut rétablie tout-à-coup, et la membrane disparut en quelques semaines.

(1) Je dis *presque toujours*, car on est assez heureux quelquefois pour obtenir un succès après des opérations dont on n'avait rien auguré de bon. M. Perrot, soixante-treize ans, à Saint-Sentin (Orne), fut opéré par moi, il y a six à sept ans: insuccès à gauche par atrésie fausse-membraneuse et opacité de la cornée; insuccès à droite par atrésie pseudo-membraneuse. Un an après, je pratique une deuxième opération à l'œil droit. Après des tentatives souvent réitérées, il me fut impossible ni de saisir la fausse membrane, ni d'amener l'iris. Voyant l'inutilité de mes efforts et prévoyant un insuccès, je jouai gros jeu: je farfouillai, je déchiquetai pendant plusieurs minutes la fausse membrane et le bord pupillaire de l'iris avec les pinces, et tout cela au *jugé*, car il n'y avait plus aucune limite distincte entre l'iris et la fausse membrane. Je pansai le malade, que je confiai aux soins de son médecin. J'avertis ce dernier qu'il y avait bien peu d'espoir pour la vue de son client, mais cependant qu'il fallait employer l'atropine dans le but de tenir la pupille ouverte. Eh bien! contre mon attente, il n'y eut aucune inflammation; la pupille se dilata par l'atropine, les débris de la fausse membrane se résorbèrent, et ce client, que j'aurais estimé très heureux d'avoir une pupille artificielle, avait une pupille naturelle, bien ronde, bien nette; et sa vue est si bonne encore à présent, qu'il a quatre-vingts ans, qu'il est consulté tous les jours sur la qualité des différents blés qui se trouvent aux marchés de son pays!!! *Audaces fortuna juvat*, pourrait-on dire. Mais qu'avais-je à risquer en pareil cas?

O. Opacités cornéennes.

C'est assez rare ailleurs qu'à la cicatrice; et cependant j'en ai vu quelques exemples. C'est presque toujours, quand le lambeau ne s'est pas réuni par première intention, du pus qui a fusé entre les lames de la cornée et s'est organisé en substance plastique. La position de l'opacité indique ce qu'il y a à faire. Si elle masque la pupille, il faut faire l'iridectomie pour agrandir la pupille du côté où la cornée est la plus transparente. Ce qui est plus commun, c'est que la cicatrice de la plaie cornéenne soit opaque et descende plus ou moins vers la pupille, mais sans jamais la couvrir tout-à-fait (du moins je ne l'ai jamais vu), et, si cela arrivait, on agrandirait la pupille en bas par iridectomie inférieure.

P. Staphylômes.

Staphylôme total. Je ne l'ai vu que deux fois : la première fois, chez une dame qu'un confrère avait opérée avec l'instrument à ressort de Dumont; la deuxième fois, il y a huit ans, sur l'œil droit de Mme Troussel, soixante-douze ans, à Rouen. J'opérais alors par extraction inférieure. L'opération se fit bien à l'œil gauche et réussit également bien ; mais à l'œil droit, bien que l'opération fût bien exécutée, le lambeau cornéen se redressa et laissa, malgré ce que je pus faire, une ouverture béante dans laquelle s'engagea la paupière inférieure. Il survint un staphylôme total que j'enlevai quelques mois plus tard. Si j'étais témoin de nouveau d'un pareil accident, je crois qu'il serait possible de faire une suture entre le lambeau et la conjonctive.

Staphylôme partiel. On en rencontre quelquefois. Quand une hernie de l'iris ne s'est pas atrophiée, il semble que la cornée s'est continuée en membrane opaline par-dessus l'iris. Comme cette petite tumeur est en haut, elle est presque toujours cachée par la paupière supérieure. Je n'en ai jamais opéré, parce que tous les opérés qui en étaient atteints voyaient assez bien. Je pourrais même citer un cas où la lecture se faisait sans lunettes à cataracte, ce que j'explique par la plus grande convexité de la cornée : Mme Pitel, trente-six ans, à Saint-Antoine-la-Forêt, opérée des deux yeux, avec perte de substance de l'iris des deux côtés. La cicatrice est opaque et un peu proéminente. Cette dame ne voit pas avec les verres à cataracte ; elle voit bien sans le secours d'aucuns verres et lit même son livre de messe. Je crois qu'on ne devrait opérer un staphylôme partiel qu'en cas d'inflammation permanente menaçant de compromettre ultérieurement la vue Il est probable que la pupille remonterait dans la nouvelle cicatrice, et qu'on serait obligé plus tard de faire une pupille artificielle par iridectomie inférieure.

Q. Synchisis et iridodonésis.

On remarque assez souvent ce phénomène après les opérations même les plus heureuses. Il est incurable. Au reste, cela n'empêche pas les opérés de bien voir avec ce désagrément.

R. Amaurose.

Je ne me souviens pas d'avoir observé cet accident après l'extraction. Mais cependant il faut bien s'entendre sur le mot. J'ai vu bien des insuccès où la faculté visuelle de la rétine était détruite ; mais il y avait en même temps atrésie et iritis, atrophie, etc., etc. Mais je n'ai jamais vu un opéré par extraction avoir la pupille transparente et en même temps être aveugle, à moins que l'amaurose ne précédât l'opération (ce qui avait été constaté). Mais pourquoi, me dira-t-on, opérer un cataracté chez lequel vous avez constaté une amaurose ? Il est positif qu'on ne doit pas opérer si l'amaurose est complétement confirmée et avec absence des ombres (1) ;

(1) Toutes les fois qu'ayant placé un cataracté devant une fenêtre, il n'aperçoit pas l'ombre de la main ou d'un corps opaque : *chapeau*, *casquette*, etc., qu'on lui passe lentement devant les yeux, on peut affirmer hardiment qu'il est amaurotique ; mais la perception des ombres, quoique presque toujours de bon augure, n'est pas un signe certain de l'intégrité de la rétine. En voici un exemple remarquable dont a parlé M. Serres au congrès d'ophthalmologie de Bruxelles (compte-rendu par Warlomont, page 71) : Mme Duval, cinquante-quatre ans, à Rouen, vint me consulter, il y a quelques années. En entrant dans mon cabinet, cette dame avait peine à supporter la clarté du jour et portait la main devant son œil gauche. Dès que je l'eus envisagée, je distinguai immédiatement une cataracte lenticulaire molle complète ; la pupille était d'une mobilité exagérée, se contractant énergiquement et plus que nor-

mais il existe des cas où l'amaurose n'est pas tout-à-fait complète, où il y a encore perception, quoique faible, des ombres. Comment résister aux instances d'un aveugle qui vous supplie de l'opérer? (Voir, page 83, l'observation Brière.) Certains indigents s'imaginent que c'est parce qu'ils ne paient pas qu'on ne veut pas les opérer. Quant à moi, à moins que je n'aie la certitude la plus formelle d'un insuccès, ma conscience me dicte d'opérer, quel que soit le tort que cela puisse faire à ma réputation d'opérateur. En effet, certaines gens vous accusent ensuite d'avoir manqué l'opération, bien qu'on eût déclaré d'avance ne la faire que par humanité et n'avoir peut-être pas une chance sur mille pour un succès même médiocre (1).

---

malement en exposant l'œil devant la fenêtre. La perception des ombres était exquise. L'œil droit était complétement amaurotique depuis un grand nombre d'années. Je croyais voir cette dame pour la première fois, et je lui dis : « Vous avez une très bonne cataracte, et j'espère beaucoup vous rendre la vue. — *Mais, monsieur, me dit-elle, pourquoi, il y a quatre ans, m'avez vous traitée pour une amaurose, et cela sans succès, puisque j'ai cessé de venir chez vous, étant tout-à-fait aveugle?* » Et à l'appui de son dire, elle me présente son ordonnance d'autrefois, où j'avais effectivement diagnostiqué une amaurose organique complète à droite et incurable, et presque complète à gauche. Bien convaincu que je n'avais pu faire une erreur de diagnostic aussi grossière (car, bien que l'ophthalmoscope ne fût pas connu à l'époque, il eût été impossible de prendre pour une amaurose une cataracte assez avancée pour empêcher le malade de se conduire), je lui répondis que je n'avais pas pu me tromper; qu'elle avait une amaurose autrefois, et qu'elle avait aujourd'hui une cataracte. Mais comme j'avais déjà rencontré des amauroses avec mobilité de la pupille et perception des ombres, je lui déclarai que je soupçonnais fort que l'amaurose pour laquelle je l'avais soignée *autrefois* ne fût encore *aujourd'hui* derrière la cataracte. Cette pauvre dame pensait toujours que je m'étais trompé (je l'aurais désiré pour elle), et l'opération fut décidée. Je la fis quelques jours après. L'exécution en fut facile et correcte. Aussitôt la sortie du cristallin, la pupille fut d'un beau noir ; mais l'opérée ne put reconnaître aucun objet, pas plus que les jours suivants, malgré la netteté de la pupille et l'absence de l'inflammation. Quelques mois plus tard, l'iris changea de couleur, prit une teinte de plus en plus verdâtre, et l'atrophie s'effectua. Il est bien probable que si j'avais connu ou pensé aux phosphènes pour cette dame, leur perception eût été nulle, ce qui m'aurait engagé davantage à la dissuader de l'opération (a).

(1) C'est dans un cas semblable que j'ai eu le bonheur tout der-

(a) Bien que l'absence des phosphènes soit une cause certaine d'amaurose, on rencontre certaines gens à intelligence obtuse auxquelles on ne peut faire comprendre cette perception. On reste alors dans le doute.

S. Conjonctive.

Les opérations qui ne sont suivies d'aucune inflammation de la conjonctive sont rares. Le plus ordinairement, la conjonctive s'enflamme au deuxième degré, quelquefois au troisième, jusqu'à faire un chœmosis. Sachant que toutes les inflammations traumatiques doivent subir une marche rétrograde après avoir parcouru leurs phases ascensionnelles, jamais je n'emploie aucun collyre astringent. Je fais faire des lotions tièdes plusieurs fois par jour, pour débarrasser les yeux des mucosités, et peu à peu on constate le retour de la conjonctive à son état normal. Ce retour n'a pas lieu avant trois semaines, un mois, et rarement plus tard que deux mois. Mais si le chœmosis est très prononcé et qu'il y ait à craindre une mortification de la cornée (*extrêmement*

---

nièrement non d'obtenir un succès, mais un quart de succès, pour lequel le pauvre diable qui en fait le sujet me témoigne une grande reconnaissance. Le nommé Pétolin, cinquante-sept ans, à Sainte-Austreberthe, s'était fait opérer l'œil droit par un oculiste ambulant à Bolbec. La fonte de cet œil avait été le résultat de cette opération à l'aiguille. Quelque temps après, il vient me trouver à mon dispensaire, parce qu'il ne voyait plus à se conduire que difficilement de l'œil gauche. Cet œil était amaurotique avec une cataracte lenticulaire centrale. Cet homme voulait déjà être opéré; je refusai péremptoirement. En effet, la cataracte n'occupait que le centre du cristallin et de la pupille, et s'il n'y avait pas eu d'amaurose, il se serait effectué encore passablement une vision périphérique. Je ne voulais pas risquer une opération qui, en réussissant (opératoirement parlant), ne devait amener qu'une faible amélioration dans la vue, et qui, en ne réussissant pas, pouvait anéantir la faible perception lumineuse qui restait encore. Finalement Pétolin devint tout-à-fait aveugle, quoique le centre du cristallin fût seul opaque et que la lumière passât à sa circonférence, encore mieux avec le secours de l'atropine; il y avait absence de phosphènes, mais perception faible des ombres. Je voulais attendre que la cataracte fût complète. Mais il n'y eut pas moyen d'obtenir de délai; Pétolin voulut être opéré tout de suite, m'affirmant qu'il verrait mieux que je l'espérais. Je me rendis au désir de ce brave homme: je le fis entrer à l'hôpital, et l'opérai dès le lendemain. Tout se passa bien pendant l'opération. La cicatrice se fit très bien, sans excès d'inflammation; et quinze jours après, l'opéré quittait l'hôpital, se conduisant seul, quoique avec hésitation, et reconnaissant presque tous les objets usuels: verre, couteau, fourchette, etc. L'amaurose a-t-elle été modifiée par l'opération? Je ne le pense pas. L'amélioration de la vue s'explique par la plus grande quantité de lumière qui frappe la rétine, après l'enlèvement du cristallin, dont le centre opaque interceptait les rayons lumineux centraux.

rare), je fais quelques scarifications répétées tous les jours jusqu'à la disparition du chœmosis, et ensuite je laisse le reste à la nature. (J'ai lieu de penser toutefois que l'atropine et le calomel que j'emploie, comme nous l'avons vu, dans tous les cas, sont de puissants modificateurs de l'inflammation.)

Quelques mots sur l'extraction sous-conjonctivale, l'extraction linéaire et l'extraction à lambeau inférieur.

CHAP. XV. — EXTRACTION SOUS-CONJONCTIVALE.

Cette opération, que j'ai faite la première fois (page 63) sans le vouloir, et que M. Desmares a érigée en méthode en lui donnant le nom ci-dessus, est appelée à rendre de grands services : 1° chez les personnes dont les yeux sont plus ou moins saillants (1); 2° chez celles qui, pendant l'opération, contractent violemment le muscle orbiculaire (2).

Si on sait d'avance que l'on doit employer cette méthode,

---

(1) Depuis le jour où j'ai écrit la page 63, j'ai pratiqué plusieurs fois cette méthode. En voici un des plus beaux résultats : M. Alais, soixante quatre ans à Illeville-sur-Montfort, était venu me consulter il y a deux ans. Il avait un commencement de cataracte sur l'œil droit, mais voyait encore à se conduire et à vaquer à certaines occupations, sauf *la chasse*, exercice de sa prédilection. L'œil gauche était complétement amaurotique et incurable. Les yeux étaient très saillants. Au mois de mai 1859, la cataracte de l'œil droit était mûre ; M. Alais était complétement aveugle, et l'opération fut décidée. Je fis l'extraction sous-conjonctivale. Le moyeu seul du cristallin sortit, et j'allai chercher avec la curette et à plusieurs reprises les débris de la substance corticale qui encombraient la pupille. Quand tout fut sorti, celle-ci était très nette, et l'opéré put tout distinguer ; l'œil ne paraissait pas avoir été opéré et avait toutes les apparences d'un œil sain ; les bandelettes ne furent laissées que huit jours. Il n'y eut ni inflammation ni souffrance, et, quelques semaines après, je voyais venir chez moi M. Alais, qui put lire couramment le n° 5 *Didot* avec verres biconvexes n° 3. Tout dernièrement, en m'envoyant un lièvre qu'il avait tué, il m'écrivait avoir abattu les deux tiers des pièces qu'il avait tirées.

(2) De toutes les opérations que j'ai faites en ma vie, même chez des enfants de dix à quinze ans, jamais je n'ai rencontré un individu aussi douillet et aussi peu maître de lui-même que le sujet

il faut faire la ponction à l'union de la cornée avec la sclérotique et à 2 millimètres au-dessus de l'équateur. De cette manière, la lame du couteau ira tout naturellement passer entre la conjonctive et la sclérotique. Si, au contraire, on a commencé l'opération comme devant être faite à lambeau, et que les contractions des muscles engagent l'opérateur à obtenir un pont conjonctival, il suffit de porter la lame du couteau un peu en arrière, comme pour agrandir une incision trop petite (page 32), pour que la lame s'engage sous la conjonctive. On s'aperçoit que l'on est sous la conjonctive : 1° à la difficulté de

---

de l'observation suivante : le nommé Ouin, soixante-treize ans, à Blosseville-Bonsecours, entré à l'hôpital ophthalmique le 1er novembre 1859. Il est atteint de deux cataractes lenticulaires demi-dures. Les yeux sont bien conformés, et j'annonce l'opération comme facile ! Hélas ! quel désappointement. Le couteau ne fut pas plus tôt entré dans la cornée, que mon homme se recule et contracte violemment le muscle orbiculaire malgré les aides. L'aide inférieur avait laissé glisser la paupière inférieure ; néanmoins, je fis la contre-ponction à l'endroit d'élection ; mais au lieu de faire la section à lambeau, je pus la faire sous-conjonctivale, en faisant glisser la lame entre la sclérotique et la conjonctive. J'eus toutes les peines du monde à faire sortir le cristallin, qui était enclavé entre l'iris et le pont kérato-conjonctival ; car, dès que j'approchais la curette, mon homme donnait un coup de tête dans le ventre de l'aide supérieur et serrait les paupières, comme si on lui avait mis de l'eau de savon dans les yeux. Je perdis à peine de l'humeur vitrée. Je passai à l'œil droit, et malgré toutes mes exhortations et mes menaces de lui crever les yeux, s'il n'était plus tranquille, ce furent les mêmes mouvements et les mêmes contractions. Néanmoins, le cristallin fut plus facile à extraire, et, aussitôt enlevé, l'opéré put reconnaître tous les objets. Mais il y avait une hernie de l'iris sous-conjonctivale supérieure (sous le pont conjonctival). Il me fut impossible d'y toucher avec la curette. Quand j'approchais même un linge de la joue du malade, il faisait un bond en arrière et serrait les paupières violemment. Chaque tentative que je faisais amenait la sortie d'un peu d'humeur vitrée. Je dus procéder au pansement dans cette condition, en maudissant la pusillanimité de ce malade, et en prévenant les assistants qu'il n'avait que peu de chances pour voir. Il a été néanmoins plus heureux qu'on ne le pensait. Il voit de l'œil droit, malgré une hernie considérable de l'iris en haut, qui déplace la pupille en haut et qu'il n'y a pas à songer d'opérer avec cet homme. A l'œil droit il est survenu une atrésie pupillaire, mais susceptible plus tard d'une pupille artificielle. Pour en revenir à l'œil droit, la vue sera passable si la hernie s'atrophie ; mais elle pourrait encore se perdre si la hernie ne s'atrophie pas et se transforme en staphylôme (a).

(a) Depuis que ces lignes sont écrites, Ouin est sorti de l'hôpital ; la dernière fois que je l'ai vu, il voyait bien, et la hernie commençait à s'atrophier.

faire couper le couteau en poussant, 2° à l'élasticité et à l'allongement du lambeau. Alors, on engage le malade à regarder le plus bas possible, on l'y contraint même avec la fourchette. Ensuite, par des mouvements de va-et-vient de la lame et en poussant toujours en haut le tranchant, on *écorche*, pour ainsi dire, une languette de conjonctive. Quand on a obtenu une longueur de 8 à 12 millimètres, on retire le couteau. Le lambeau cornéen est alors soutenu par la languette conjonctivale; il n'y a aucunement à craindre le renversement, qui est impossible, ni la sortie du corps vitré. Il y a donc bien moins de précautions à prendre que par la méthode à lambeau. Je prends alors mon kystitome (figure D), que je pousse entre la cornée et l'iris jusqu'à la pupille, où je divise la capsule. Le kystitome sorti, je fais une certaine pression pour faire sortir le cristallin. Mais je dois dire de suite qu'excepté la première fois (page 63), où il est sorti par hasard, toutes les autres fois il s'est engagé entre l'iris et le pont kérato-conjonctival, d'où il a fallu l'extraire avec la curette. Tantôt il est engagé en dedans (côté du nez), tantôt en dehors (côté de la tempe). On le fait sortir, bien entendu, du côté où il incline. Pour cela, s'il est en dedans, on fait glisser la curette sur l'iris jusqu'un peu derrière le cristallin, que l'on pousse ainsi en avant et en dedans. S'il est en dehors, on fait glisser la curette derrière le cristallin, qu'on lui fait dépasser, et par un mouvement de bascule, en portant le manche en arrière vers l'oreille, on ramène en dehors la cataracte. S'il reste des débris cristalliniens, on va les chercher avec la curette, et on peut y aller en confiance sans redouter la sortie du corps vitré, à moins, chose extraordinaire et tout-à-fait exceptionnelle, qu'on n'ait affaire à une personne comme celle de la page 104.

Maintenant, la méthode sous-conjonctivale doit-elle détrôner celle à lambeau? Je ne le crois pas. Je n'en ai pas fait encore un assez grand nombre, et dans toutes celles que j'ai faites le résultat n'a pas toujours été aussi brillant que chez M. Alais (page 103). J'ai eu dernièrement un insuccès par iritis chez un vieillard de quatre-vingt-quatre ans et un demi-insuccès chez un opéré de soixante-quatre ans (1). C'est justement là ce qui m'empê-

(1) M. Fessard, soixante-quatre ans, à Saint-Saens, atteint de deux

cherait d'y avoir recours, quand la conformation des yeux ou la contraction des paupières et des muscles droits ne m'y obligeront pas. On comprend, en effet, que l'iris doit être plus ou moins contusionné par le passage du cristallin, qui se trouve si resserré entre lui et le pont kérato-conjonctival. Mais c'est une heureuse découverte que cette méthode, puisqu'elle permet de faire l'extraction sur des yeux qu'on aurait dû soumettre autrefois aux hasardeuses conséquences d'un abaissement ou broiement.

CHAP. XVI. — EXTRACTION LINÉAIRE.

Si je ne suis pas le premier qui aie fait cette opération, je crois pouvoir affirmer l'avoir faite avant qu'on en parlât dans les livres et journaux. La première fois, ce fut chez le capitaine Grosjean, en présence de mon confrère Dubreuil, il y a sept à huit ans. J'avais déjà pratiqué deux fois

---

cataractes, entre à l'hôpital comme pensionnaire. Les yeux sont bien conformés, mais le malade a un clignotement perpétuel, et quand on lui touche les yeux, il ferme assez violemment les paupières. L'opération par extraction est décidée, et je m'y prépare en présence de mon ami le docteur Vauquelin, oculiste de Paris, qui se trouvait ce jour de passage à Rouen. L'œil gauche est opéré le premier; le malade contracte violemment les paupières; je convertis alors mon opération en extraction sous-conjonctivale. Elle est bien faite. A l'œil droit, le malade est un peu plus tranquille; je fais l'opération à lambeau. Au cinquième jour, je lève l'appareil; l'œil droit est très bien, le malade voit. A gauche, au contraire, il y a de la rougeur, de l'engorgement; la cornée est un peu trouble; il n'y a pas de vision. Un peu plus tard, quand je pus examiner cet œil, je trouvai une kérato-iritis. Finalement, il y eut une atrésie incomplète de la pupille avec une tache cornéenne, de sorte que la vue n'est que médiocre de ce côté, quoique susceptible de s'améliorer par une opération de pupille artificielle. A droite, comme nous venons de voir, tout allait bien au cinquième jour, quand, quelques jours plus tard, peut-être par quelque mouvement inconsidéré du malade, il se forma une hernie considérable de l'iris en haut, mais que je ne pus bien apprécier que plus tard, tant il était difficile d'entr'ouvrir les yeux de l'opéré, à cause de la grande photophobie. Mais, d'un côté, comme sa vue gagnait peu à peu, et que, de l'autre, vu son irritabilité nerveuse oculaire, il eût été peut-être difficile, pour ne pas dire dangereux, de tenter la résection de la hernie, je temporisai, et finalement la hernie commença son travail d'atrophie; et M. Fessard s'en alla, voyant bien à se conduire et lisant même assez facilement le journal. Cette observation vient encore à l'appui de ce que j'ai déjà dit au sujet des hernies iriennes, qui sont beaucoup moins dangereuses qu'on ne le proclame ailleurs (page 86).

la kératonyxis sans résultat, quand je pensai à extraire ce qui restait du cristallin par une simple ponction (1). J'introduisis ensuite une petite pince qui déchira et amena la capsule devenue opaque. Le cristallin en débris sortit en partie au dehors; le reste tomba dans la chambre antérieure, où il se résorba en peu de temps. Le succès fut satisfaisant, et M. Grosjean, après ces trois opérations et avec cet œil (2), put lire, écrire, etc., et reprendre le commandement d'un navire. J'ajouterai, en passant, que M. Grosjean, que j'avais prévenu dans le temps d'un commencement de cataracte, était allé consulter, à cette époque, une des plus grandes célébrités de la capitale en ophthalmologie, et qu'on le traita longtemps pour une *amblyopie amaurotique* gagnée sous les chaleurs du Sénégal. Tel était le diagnostic signé du nom du célèbre oculiste qui fut mon maître (3).

Le deuxième cas fut le nommé Petit, cinquante-cinq ans, concierge à la caserne Martainville, il y a aussi sept à huit ans. Cet homme avait perdu l'œil droit à l'âge de cinq ans (c'était une cataracte probablement congéniale), et, se croyant incurable, il n'avait pas consulté jusqu'alors de spécialistes. Mais un affaiblissement de la vue de l'œil gauche le fit venir à mon dispensaire. Il y avait un commencement d'amaurose, et, malgré tous les moyens employés, la cécité ne tarda pas à être complète et sans ressource pour l'œil gauche. C'est alors que je dis au malade que je pourrais peut-être lui rendre la vue de l'œil droit. « *Comment voulez-vous*, me dit-il, *me rendre la vue*

(1) J'étais certain qu'après deux kératonixis, à plusieurs mois de distance, le cristallin devait être très mou et réduit à peu de chose.

(2) En effet, le capitaine n'avait pas voulu attendre la maturité des deux yeux, et ne s'était fait opérer que de l'œil droit. Quelques mois après le succès de cette opération, l'œil gauche fut pris d'un choroïdite aiguë, et la vue s'y éteignit après des souffrances inouïes. Si l'invention de M. Grœfe eût été connue alors, il est probable qu'une extraction et une iridectomie auraient pu sauver cet œil.

(3) A cette époque, l'ophthalmoscope n'existait pas; car, avec le secours de cet instrument, cet éminent confrère ne se serait pas trompé. Quant à moi, je puis me vanter qu'avant l'ophthalmoscope, j'excellais dans le diagnostic des premiers commencements de cataracte, et que j'ai opéré un certain nombre de cataractés qui, au début de leur affection, étaient traités pour des amauroses commençantes par des oculistes les plus renommés à juste titre.

d'un œil dont je ne vois pas depuis plus de cinquante ans? — Que risquez-vous? lui répliquai-je. Essayons toujours.» L'opération fut décidée. L'ancienneté de la cataracte (plus de cinquante ans) ne me laissait pas de doute sur son atrophie. En conséquence, j'eus l'idée d'en faire l'extraction par une simple ponction. Avec l'aide du docteur Levasseur, je fis la même manœuvre qu'au capitaine Grosjean, et le succès fut assez beau pour que cet homme pût distinguer tous les objets. Encore à présent, je le vois passer presque tous les jours sous mes fenêtres: il fait des commissions, porte des paquets et marche sans aucune hésitation, quoique sans lunettes.

J'opérai encore par cette méthode le nommé Bertin, cinquante ans, à Rouen : yeux dans un état déplorable, trichiasis, ophthalmie chronique, ulcères nombreux et ramollissement des cornées. Mais je ne pus entraîner qu'une faible partie du cristallin, quoique je pratiquasse en même temps l'iridectomie. Il survint une iritis formidable qui se termina par une fausse membrane très large, comprenant l'emplacement de la pupille normale et de l'artificielle. Mais, comme la perception des ombres et les phosphênes persistent, je crois qu'on serait à peu près sûr de rétablir la vue par l'extraction de cette fausse membrane. J'opérai peu de temps après l'œil droit par broiement, et le hasard permit un assez beau succès. Ce qu'il y a de surprenant, c'est que, depuis ces opérations, les cornées de Bertin sont guéries.

Enfin, un phlegmon que j'eus chez une femme dont j'ai oublié le nom, à œil extrêmement saillant et chez laquelle je ne pus que pratiquer le broiement par ma ponction, le cristallin ne se trouvant pas aussi mou que je le pensais, me dégoûta de cette méthode, et j'y renonçai. Cette femme avait perdu le premier œil après une opération par abaissement, faite par une célébrité parisienne. Il y avait amaurose.

Je ne pensais plus à cette méthode, qui n'avait pas de nom, quand je vis dans les *Annales d'Oculistique* les premiers articles de l'extraction linéaire, avec les indications des cas où on peut la faire. Je ne l'ai faite que deux fois depuis.

La première, sur le nommé Falaize, quarante-trois ans, à Auzebosc: yeux très saillants, cataractes paraissant liquides ou très molles. Je ponctionnai la cornée avec un couteau lancéolaire à son union scléroticale, et poussai la pointe jusque sur le centre de la cataracte. La capsule fut ouverte, et quelques flocons cristalliniens se répandirent dans l'humeur aqueuse. Je retirai le couteau, il sortit encore des flocons ; mais il fallut briser le noyau du cristallin, qui n'était pas liquide, mais d'une consistance caséeuse. Je le poussai avec la curette contre la face postérieure de la cornée pour avoir un point d'appui, et le divisai en plusieurs morceaux, dont quelques-uns purent être extraits et les autres restèrent dans la chambre antérieure. L'opération fut la même aux deux yeux. Il survint une inflammation très violente, chœmosis, iritis ; — saignée du bras, purgatifs, scarifications, atropine, enfin, résorption des débris cristalliniens et dégagement des pupilles. La vue est très bonne.

La deuxième, sur le nommé Quelle, douze ans, à Fresnay-le-Long : cataracte depuis dix ans à gauche, et depuis un an à droite. Les cataractes paraissent liquides. L'enfant a la raison et la résignation d'une personne d'un âge mûr et encore courageuse. Il n'a pas peur de souffrir pour voir clair, me dit-il, et il ne bougera pas. L'œil gauche étant fixé par ma fourchette, j'enfonce le couteau lancéolaire jusqu'à la capsule. Un liquide lactescent se répand autour de la pointe. Je retire le couteau, et en même temps un jet de matière lactescente sort par la petite plaie. La pupille est d'un beau noir ; la vision se fait. Je passe à l'œil droit : même résultat. C'était merveilleux, et les assistants étaient stupéfaits d'admiration. Je mis les bandelettes, je les retirai le surlendemain. Aucune trace d'inflammation. L'enfant court par toute la maison ; il est guéri ; on écrit à sa famille *étonnée* de revenir le chercher. Il part deux jours après. Je l'ai revu ; il voit très bien, mais moins à gauche (l'œil le plus ancien cataracté), quoiqu'il soit aussi beau que le droit.

Malgré le succès de Falaize, que je n'ai opéré par cette méthode qu'à cause de la saillie extrême des yeux, je crois qu'on ne doit y recourir que lorsqu'on est bien sûr de la liquidité des cataractes, et alors le succès est instantané et on peut dire merveilleux.

Mais si le hasard voulait qu'en faisant une ponction linéaire j'eusse fait une erreur de diagnostic et que je trouvasse une cataracte pas assez molle pour être broyée et amenée au dehors par cette petite ouverture, je n'hésiterais pas à transformer mon opération linéaire en opération à lambeau, en ayant recours à mon couteau boutonné et à la contre-ponction avec un second couteau. (Voir pages 18 et 60.)

L'âge des sujets doit être aussi pris en considération. Des fragments abandonnés dans les chambres chez les jeunes gens ont plus de chance d'être résorbés que chez les vieillards, où ils déterminent presque toujours des iritis et des fausses membranes.

CHAP. XVII. — EXTRACTION INFÉRIEURE.

Quoique le titre de cet opuscule ne comporte que la kératomie supérieure, je ne puis terminer sans dire quelques mots de la kératomie inférieure, puisqu'il est des circonstances (pages 11 et 12) où on doit l'employer sur un œil, et la supérieure sur l'autre, et aussi des circonstances où on doit l'employer sur les deux yeux.

Un autre motif m'y engage encore : c'est que la kératomie inférieure est beaucoup plus facile à exécuter pour un débutant. C'est pourquoi il est plus prudent que l'oculiste qui n'aurait pas encore fait l'extraction commence ses premières opérations par la kératomie inférieure.

En lisant avec attention le manuel opératoire de la kératomie supérieure, on comprendra facilement comment doit s'exécuter l'inférieure. Si on se sert de la fourchette, elle sera implantée au-dessus de l'équateur. Au reste, on peut faire cette opération sans aucun fixateur ni élévateur. Comme on n'a pas à craindre que l'aide laisse glisser la paupière supérieure, puisque cet accident n'empêcherait pas la continuation de l'opération, on peut s'y prendre comme suit : l'aide soulève la paupière avec le médius ou l'index, dont la pulpe appuie légèrement sur la sclérotique, un peu au-dessus de la cornée, de manière à empêcher l'œil de remonter en haut. L'opérateur abaisse lui-même la paupière inférieure en enfourchant l'œil, comme il a été montré (page 46). Mais quand la section est sur le point d'être terminée, on dit à l'aide de ne plus appuyer du tout sur le globe et de laisser tomber tout doucement la paupière supérieure. On la relève ensuite soi-même avec le pouce de la main gauche pour l'œil gauche, *et vice versâ*, pour ouvrir la capsule. On peut encore se faire abaisser la paupière inférieure par l'aide. La sortie du cristallin est extrêmement facile ; elle a lieu très souvent spontanément. D'autres fois, on appuie avec la mesure convenable sur la paupière supérieure.

Les accidents qui peuvent survenir sont les mêmes que dans la kératomie supérieure, sauf l'hyphæma primitif, qui n'a jamais lieu, ce qui n'a pas besoin d'explication (1), et le renversement du lambeau. Mais il y a en plus la possibilité du bâillement de la plaie. (Voir page 99.) En outre, en cas d'introduction d'air dans la chambre intérieure, on ne peut le plus souvent l'expulser qu'en renversant le malade la tête en arrière et tout-à-fait en bas, de façon que la plaie devienne un peu supérieure par rapport à la bulle d'air, qu il est alors facile de faire sortir. Voici comment je m'y prenais lors de mes premières opérations (par kératomie inférieure) : avec l'assistance de plusieurs aides, je faisais pivoter le malade un quart de tour sur sa chaise ; il se trouvait alors la face tournée vers la fenêtre. Je m'asseyais à terre derrière lui, et les aides le renversaient avec douceur entre mes cuisses, ou encore sur un oreiller, et alors j'étais à genoux.

CHAP. XVIII. — OPÉRATION SUR UN SEUL ŒIL.

Quand, par suite des circonstances que j'ai annoncées, un seul œil a été opéré, l'œil non opéré doit être aussi, après l'opération, assujetti avec des bandelettes. En effet, si on le laissait libre, il y aurait à craindre que l'œil opéré ne suivît et n'imitât par sympathie tous ses mouvements, ce qui pourrait compromettre plus ou moins le succès.

CHAP. XIX. — PARALLÈLE DE LA KÉRATOMIE SUPÉRIEURE ET DE LA KÉRATOMIE INFÉRIEURE.

Comme j'ai pratiqué un beaucoup plus grand nom-

(1) On comprend, en effet, que la position de la plaie ne permet guère d'entrer à du sang venant de la conjonctive, et quand même il viendrait d'une lésion de l'iris, il serait encore expulsé par la sortie permanente de l'humeur aqueuse.

bre d'extractions supérieures que d'inférieures, je ne puis prouver la supériorité de la supérieure par des chiffres (1), mais j'ai la conviction d'être dans le vrai en préférant toujours (à moins d'exceptions indiquées) la kératomie supérieure (2).

KÉRATOMIE SUPÉRIEURE.	KÉRATOMIE INFÉRIEURE.
Moins d'exposition à la sortie du corps vitré.	Plus d'exposition à la sortie du corps vitré.
Blessures de l'iris beaucoup moins fréquentes.	Blessures de l'iris beaucoup plus fréquentes.
Hernies de l'iris un peu plus fréquentes (3).	Hernies de l'iris un peu moins fréquentes.
La hernie irienne en *haut* moins grave et ne tournant que rarement en staphylôme (4).	La hernie irienne en *bas* plus grave et tournant souvent en staphylôme.

(1) Si on voulait juger les deux méthodes par la statistique, il faudrait s'y prendre de la manière suivante : choisir tous malades atteints de deux cataractes semblables et les opérer, chacun un œil par kératomie supérieure, l'autre œil par kératomie inférieure; et encore, pour qu'on ne puisse accuser d'une moins grande habileté une des mains de l'oculiste, sur cent malades, par exemple:

Cinquante seraient opérés : œil gauche par kératomie inférieure, œil droit par kératomie supérieure ;

Cinquante seraient opérés : œil gauche par kératomie supérieure, œil droit par kératomie inférieure,

De sorte que chaque main de l'opérateur aurait fait cent extractions supérieures et cent extractions inférieures.

Il serait encore important, pour qu'on ne puisse pas accuser, sur chaque malade, l'œil deuxième opéré, d'avoir plus de chances de succès (le premier ayant éprouvé des mouvements après son opération, pendant l'opération du dernier); il serait important, dis-je, que l'opération du premier malade commençât par l'œil gauche, et l'opération du second malade commençât par l'œil droit, et ainsi de suite alternativement.

(2) Je ne puis admettre comme une objection la plus grande difficulté de bien faire l'extraction supérieure. A cela je réponds que le chirurgien qui ne peut pas arriver à pratiquer cette opération avec précision doit renoncer à la profession d'oculiste.

(3) Ce qui rend la fréquence des hernies moins commune en bas, c'est justement la fréquence d'une perte de substance à l'iris.

(4) En effet, dans la hernie supérieure, la paupière supérieure la recouvre et établit une compression permanente qui favorise l'atrophie.

Dans la hernie inférieure, au contraire, le bord de la paupière inférieure heurte continuellement la hernie, l'irrite et l'enflamme, et la convertit en staphylôme.

La plaie ne bâille jamais, et la paupière supérieure ne peut s'y engager.	La plaie bâille quelquefois, et la paupière s'y engage pour produire un staphylôme ou une suppuration. (Voir page 99.)
Dans les cataractes molles, il est quelquefois impossible d'extraire tous les fragments qui ont pu rester dans la pupille après la sortie du noyau (1).	Il y a beaucoup plus de chances pour qu'il en reste moins et on peut presque toujours enlever ce qui reste avec la curette.
Plus de chance pour l'hypopion (2).	Moins de chances pour l'hypopion.
Renversement consécutif du lambeau possible (3). — (Voir page 93.)	Renversement du lambeau impossible.
Suppuration du lambeau plus grave, quand elle a lieu.	Suppuration du lambeau moins grave. (Page 94.)
Ramollissement de la plaie très rare.	Ramollissement de la plaie assez fréquent, d'où kératite, iritis, pseudo-membrane, atrophie (4).
Opacité de la cicatrice plus rare.	Opacité de la cicatrice plus fréquente par la même raison.
Quand elle existe, elle est cachée par la paupière supérieure et ne gêne que peu ou nullement la vision.	Quand elle existe, elle enlaidit la physionomie et nuit plus ou moins à la vision.
Si elle est considérable, on peut faire une pupille artificielle en bas qui fonctionnera bien.	Si elle est considérable, on pourra faire plus difficilement en haut une pupille artificielle, et la vue sera moins bonne, parce que cette pupille sera plus ou moins couverte par la paupière supérieure.

(1) Pour cet accident, l'avantage est positivement à l'extraction inférieure.

(2) Si l'hypopion provient de ce que la plaie ne se réunit pas par première intention, il ne peut avoir lieu dans l'extraction inférieure, le pus étant entraîné à mesure par l'humeur aqueuse; mais les chances sont égales pour un hypopion provenant de source interne. (Accident très rare.)

(3) Mais c'est bien rare, puisque je ne l'ai vu qu'une fois.

(4) La position déclive de la plaie fait qu'elle est baignée constamment par les larmes et les mucosités, ce qui tend à la ramollir.

Dans le cas d'entropion spasmodique et consécutif, le frottement des cils est moins redoutable.	Dans le cas d'entropion, le frottement des cils peut enflammer et ramollir la cicatrice (1).

Après l'examen du tableau précédent, le lecteur sera convaincu, je l'espère, de la supériorité de la kératomie supérieure.

CHAP. XX. — PARALLÈLE DE L'EXTRACTION ET DE L'OPÉRATION A L'AIGUILLE — KÉRATONIXIS — SCLÉROTICONIXIS — BROIEMENT — ABAISSEMENT.

EXTRACTION.	AIGUILLE.
Possibilité de rendre la vue à 90 ou 95 aveugles sur 100.	Impossibilité de rendre la vue à plus de 40 à 50 aveugles sur 100 (2).
Phlegmon de l'œil peut-être moins fréquent ; mais l'œil est perdu plus rapidement et avec moins de douleurs.	Phlegmon de l'œil peut-être plus fréquent, mais beaucoup plus douloureux et surtout plus long (3).
Rétino-choroïdites aiguës extrêmement rares.	Rétino-choroïdites extrêmement fréquentes, avec douleurs intolérables durant quelquefois six, huit et dix mois, et se terminant la plupart du temps par l'amaurose et le glaucôme.
Amauroses extrêmement rares.	Amauroses très communes, même après un succès de six mois, un an, deux ans et même plus (4).

(1) J'ai fait voir qu'il est facile de redresser la paupière avec le collodion (page 92). Cependant, si l'entropion existe pendant les premiers jours (pendant l'occlusion par les bandelettes), on n'aura pu le constater, ni par conséquent l'empêcher avant la levée de l'appareil, de sorte que la plaie de l'extraction inférieure court plus de dangers.

(2) Dupuytren, qui pratiquait exclusivement l'abaissement, obtenait à peine 30 succès sur 100 opérés.

(3) On comprend qu'en cas de phlegmon après l'extraction, la rupture facile de la cicatrice amène un soulagement remarquable dans les douleurs. Après l'abaissement, au contraire, il y a étranglement, les douleurs sont atroces.

(4) L'amaurose consécutive à l'abaissement est un accident très fréquent, et plus souvent (*a*) le résultat d'une rétino-choroïdite aiguë. — (*b*) La présence du cristallin au fond de l'œil sur la ré-

Iritis consécutif plus rare.	Iritis consécutif beaucoup plus fréquent.
Fausses cataractes consécutives plus rares.	Fausses cataractes consécutives beaucoup plus communes. (1)

tine détermine une irritation permanente de cette membrane, avec photophobie et douleurs modérées. Le malade voit pendant les premiers mois, et ensuite peu à peu sa vue s'éteint pour toujours. — (c) Il peut arriver que la présence du cristallin sur la rétine produise peu à peu la paralysie de cette membrane sans souffrance aucune. — (d) Un opéré peut bien voir pendant quelques mois, un an, deux ans même ; tout-à-coup, à une certaine époque, le cristallin, qui ne touchait pas probablement la rétine, arrive à reposer sur elle, sans doute par le fait du ramollissement du corps vitré, et le malade perd la vue par une des amauroses *a*, *b*, *c*. Finalement, le cristallin joue ici le rôle d'un corps étranger, qui tantôt amène la destruction de l'œil, tantôt se trouve dans une situation où il est toléré et où il établit domicile pour quelque temps. Mais vient-il à changer de place, les accidents les plus formidables apparaissent.

(1) Je n'ai point placé dans ce tableau la réascension du cristallin, qui est très fréquente, parce que ce n'est pas une véritable objection à faire à l'abaissement. On peut, en effet, recommencer l'opération. Il y a mieux : je crois qu'il y a plus de succès après les cataractes remontées qu'après celles bien abaissées. Ces dernières ont de grandes chances pour se terminer comme dans la note précédente. Une cataracte remontée, au contraire, finit presque toujours par se résorber (quelquefois, il est vrai, en plusieurs années), et s'il n'y a pas d'autres accidents, la vue peut être très bonne. On rencontre même des individus chez lesquels le cristallin, après s'être peu à peu atrophié, tombe soit dans la chambre antérieure (*), soit dans l'humeur vitrée ; la vue est rendue instantanément. Entre plusieurs exemples, je me rappelle parfaitement le suivant : Un homme de Darnétal, d'environ soixante-dix ans, avait été opéré à l'aiguille par un chirurgien de Rouen. D'un côté, il y avait une fonte de l'œil, de l'autre la cataracte était remontée, et la vue était nulle encore deux ou trois ans après l'opération, époque vers laquelle cet homme vint à mon dispensaire. J'introduisis de l'atropine dans l'œil : la dilatation se fit à peu près, avec quelques irrégularités par cause de synéchies postérieures ; mais il y eut un peu de vision périphérique, de sorte que le malade, qui était venu pour se faire opérer, changea d'avis aussitôt, espérant que la continuation du remède pouvait amener sa guérison. Il ne se trompa pas. Pendant trois ou quatre ans, la vue faisait des progrès, quoique bien faibles, puisqu'il ne voyait pas à se conduire seul. Mais un jour, en se baissant pour prendre une assiette dans un buffet, il se releva voyant très bien. Le lendemain, il arrive tout joyeux chez moi ; le petit noyau cristallinien était tombé dans la chambre antérieure, où il simulait un hypopion. La résorption s'en fit bien, et ce malade continua de bien voir.

(*) La résorption du fragment cristallinien ainsi tombé dans la chambre antérieure ne détermine ordinairement qu'une irritation et injection modérée du globe, et la résorption s'en effectue en un espace de temps variant de quinze jours à trois mois, suivant la grosseur du fragment et l'âge du sujet.

Ici ma tâche est terminée. Que pourrais-je dire encore de cette détestable (1) méthode (opération à l'aiguille), si ce n'est que je l'ai pratiquée moi-même pendant plus de dix ans (voir page 4), et qu'ayant depuis pratiqué l'extraction exclusivement (sauf les cas contre-indiqués) pendant un même laps de temps, personne plus que moi ne peut mieux la juger.

Je suis tellement convaincu de l'immense supériorité de l'extraction, que je termine par cette formule :

L'opération par extraction la moins bien exécutée, avec un ou plusieurs (2) de tous les accidents primitifs (3), excepté la sortie de plus de la moitié du corps vitré (4), a plus de chances de réussir que l'opération à l'aiguille la mieux exécutée.

FIN.

---

(1) Toute mauvaise qu'elle est, je l'emploie chez les jeunes enfants (page 14), à cause de leur indocilité. Du reste, quand les cataractes sont congéniales, elles sont beaucoup moins volumineuses, l'inflammation interne est moins à craindre. L'absorption est aussi plus rapide chez les enfants.

Peut-être, néanmoins, pourrait-on pratiquer l'extraction linéaire chez les jeunes enfants, et j'ai lieu de penser que la ponction faite à la cornée dans cette circonstance ne constitue pas une ouverture assez grande pour que les contractions musculaires puissent faire sortir le corps vitré.

Quant aux yeux saillants que j'ai encore opérés à l'aiguille jusqu'au commencement de cette année (1859), j'espère que l'extraction sous-conjonctivale me permettra dorénavant de leur épargner ce danger.

(2) Voir chapitres 12 et 13 : *Accidents qui peuvent survenir pendant l'opération.*

(3) Sous condition, bien entendu, qu'on aura paré ou remédié aux accidents, comme je l'ai indiqué.

(4) Jamais je n'ai perdu un œil par la sortie du corps vitré ; car je n'ai jamais vu, dans aucune de mes opérations, l'œil se vider entièrement, et nous avons vu (pages 73 et 74) qu'à l'opération de feu mon confrère Leroy, il s'était écoulé une grande quantité d'humeur vitrée, évaluée approximativement à plus de la moitié, avec affaissement considérable du lambeau ; ce qui n'empêcha pas la vue d'être excellente, les suites de l'opération ayant été heureuses.

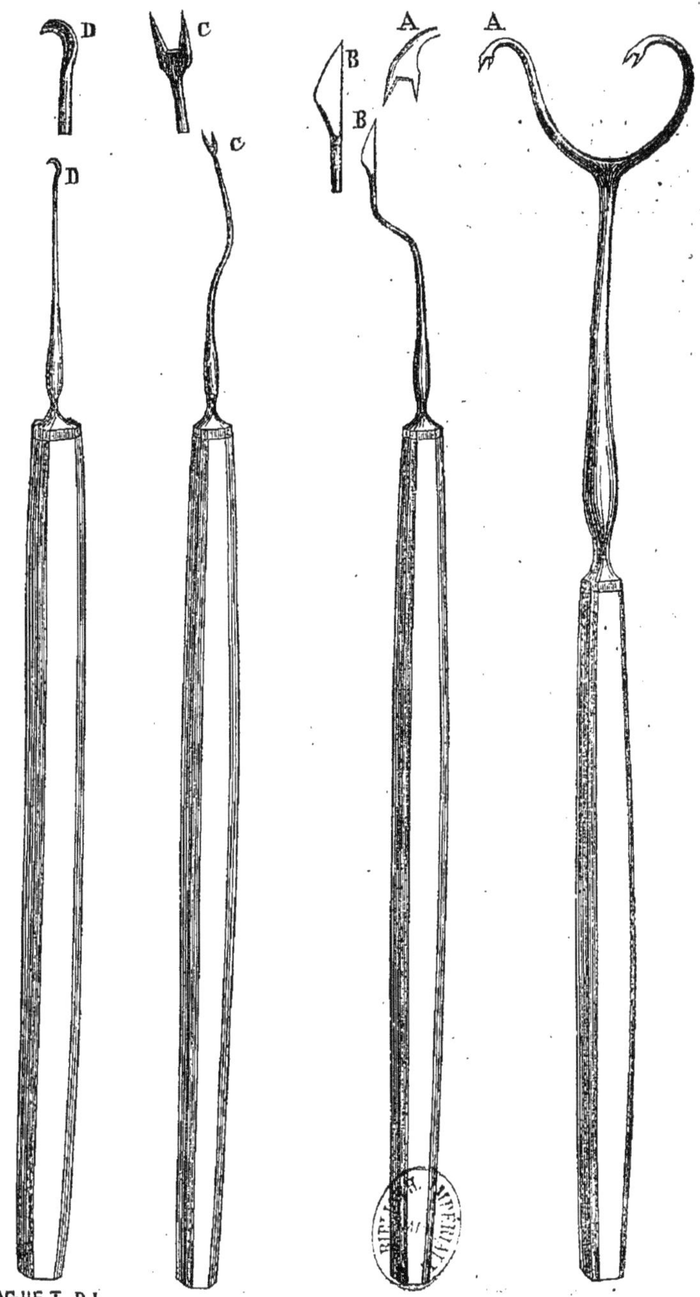

Les instruments sont représentés de grandeur naturelle ; mais le graveur a jugé convenable de représenter leur extrémité avec grossissement. Les pointes des extrémités grossies C et A sont trop longues.

ROUEN.

IMPRIMERIE DE D. BRIÈRE,

RUE SAINT-LÔ, N° 7.

LIBRAIRIE MÉDICALE DE GERMER BAILLIÈRE.

ROUEN. — IMP. DE D. BRIÈRE, RUE SAINT-LÔ, N° 7.

www.ingramcontent.com/pod-product-compliance
Ingram Content Group UK Ltd.
Pitfield, Milton Keynes, MK11 3LW, UK
UKHW020237220726
13923UKWH00002B/710

9 782019 286521